、奇病に
き方がここにある！

# 愉
# な病人たち



『日刊ゲンダイ』医療取材班・編

# 『愉快な病人たち』プロローグ

誰だって「病気」にはなりたくありません。どんなに健康に気を付けていても、どんなにスポーツで身体を鍛えていても、なるときはなる。そう教えられたのが『日刊ゲンダイ』でいまも続くこの連載企画です。そして助かるか助からないかも、案外「時の運」。医療知識があるとか、知り合いに医療関係者がいるといったことも含めて、いろいろと運要素が強いものだとこの取材を通して感じています。

ここに集録されているのは、思わぬ病気になり、病気と向き合い、治療という名の闘いをした、あるいはいまもしている「病人たち」の体験談です。しかも、ただの病人たちではなく、「愉快な病人たち」というちょっと不謹慎とも思われかねないタイトルを許してくださり、また本当に愉快なエピソードを交えてお話ししてくださった方々の珠玉の闘病記です。

この連載企画に関わって5年、およそ250人の方にお話しを聞かせていただきました。今回は編集によってギュッと人数を減らして1冊の本にまとめることになりましたが、すべての方それぞれに劇的な物語があります。どれ一つとして同じものはなく、たとえ同じ病気にかかった人が何人いても個々で取り巻く環境が違い、巻き起こる事態も違うので「同じような原稿」にもならないのです。きっと辛かったに違いないのに、笑いのベールに包んでくださった芸人の方々。本来なら隠したいデリケートな女性特有の病気や心情を、しっかり伝えてくださった多くの女性たち。はたまた「そんな病気あるの？」と仰天した珍しい病気を持った方々にもお目にかかり、病気の奥深さを知りました。

インタビューの中で毎回一番ボリュームを割いているのは「病気のはじまりがどうであったか」です。

どんなことが病気の兆候なのかを知ることは、早期発見のきっかけになると信じるからです。定期的な検診によって発見されるのが理想なのでしょうが、総じて「痛いけど大したことはない。すぐ治るだろう」と我慢したばっかりに救急車で運ばれることになるケースが少なくないように感じます。「なんとなく体調が優れない」「疲れやすい」「食欲がない」といった誰もが感じたことのある小さな不調が「いま考えれば、あれが始まりだった」となっていることのなんと多いことか。

「病気はなるもの。なるときはなる」と書きましたが、ひとつ言えることがあるとすれば「無理をしてしまう人が病気になりやすい」ということです。こと病気に関していえば、頑張り屋さんより、疲れたらうまいこと休むずるい人のほうが賢明なのだと発見し、自らが頻繁にそれを実践する執筆者になりました。

「助かるか助からないかも案外、時の運」とも書きました。人は病気をするタイミングも選べなければ、病名を選ぶこともできません。いざというとき、その場における最良の選択を誰もができるはずがないのです。その際たるものは救急車。意識朦朧で倒れてしまえばどこに運ばれるかはほぼほぼ運。「あのときあの病院に運ばれたから助かった」というお話しもたくさん聞きました。

また医師との出会いも運命を分けます。「風邪と診断されて薬を飲んだけれど治らないのでおかしいと思っていたら、じつは命に関わる病気だった」ということも珍しくありません。結局「医者も人の子」なのです。完璧はありえません。見落とされたり、誤診されたりすることは「ある」と思って対応するのが病人としての心得なのでしょう。こうしたことからセカンドオピニオンの意味を学びました。

皆さんが口を揃えておっしゃるのは「健康のありがたさ」「当たり前が当たり前じゃない」「一日一日を大事に生きたい」「家族に感謝」「人の優しさに気づいた」といった言葉です。ありがちなセリフと思う人がいるかもしれません。一見すると安っぽく見えてしまうかもしれません。「健康でもそう思っている」という人はいるでしょう。でも日頃から常にそう思っている人の何倍も何十倍も、それを痛感するのが病人たちなのです。病気と闘うのは本人ですが、それを支える家族の姿にも多くのドラマが必ずあります。行間にその辺りを感じながら読んでいただければより一層言葉の重みを感じていただけると思います。

病気になどならないに越したことはありません。しかしながら、いつ誰にでも起こり得ることだからこそ、回復までの道のりは多くの人が知りたいことであり、この企画が続いている理由でもあります。辛く苦しい現実をどう受け止め、どう闘ったか。ここに書かれていることは、長い長い物語のほんの一部をかいつまんだにすぎません。それでもご登場いただいた方々のお話しには力があり、その言葉の端々には人間的な魅力が溢れています。

オファーをしても、いろいろな事情があって取材をお断りされることも多い中、取材に応じてくださった方々は本当に貴重な方々です。不躾な質問にも嫌な顔ひとつせず答えてくださいました。もう完治された方もいれば、現状維持を最優先にいまも再発の危険と闘っている方もいらっしゃいます。

命は永遠ではないので必ずいつかお別れがくるのですが、泣き笑いしながら語ってくださった方々の体験から、読んでくださった方になにかひとかけらでも残るものがあれば幸いです。それが運よく病気の早期発見につながったり、治療時の参考になったりすることがあれば、それ以上の喜びはありません。

2021年冬

松永詠美子（『日刊ゲンダイ』医療取材班ライター）

# 「愉快な病人たち」目次

カバー・本文デザイン　稲野　清（ビーシー）

# 第1章

# 「えっ、まさか！」のがん宣告！私たちはどう向き合い、どう克服してきたか

体験者

宮本亜門／笠井信輔／仁支川峰子／村上弘明／東ちづる／立川談笑／松崎悦子／岡村孝子／東儀秀樹／石蔵文信／桑野信義／木口マリ／菅原進／田上明／小笠原早紀／鈴木康友／音々／吉川精一

愉快な病人①

# 宮本亜門

（演出家）

## 前立腺がん

## 手術後、目覚めたときは闇から現実に帰ってきたような幸福感がありました

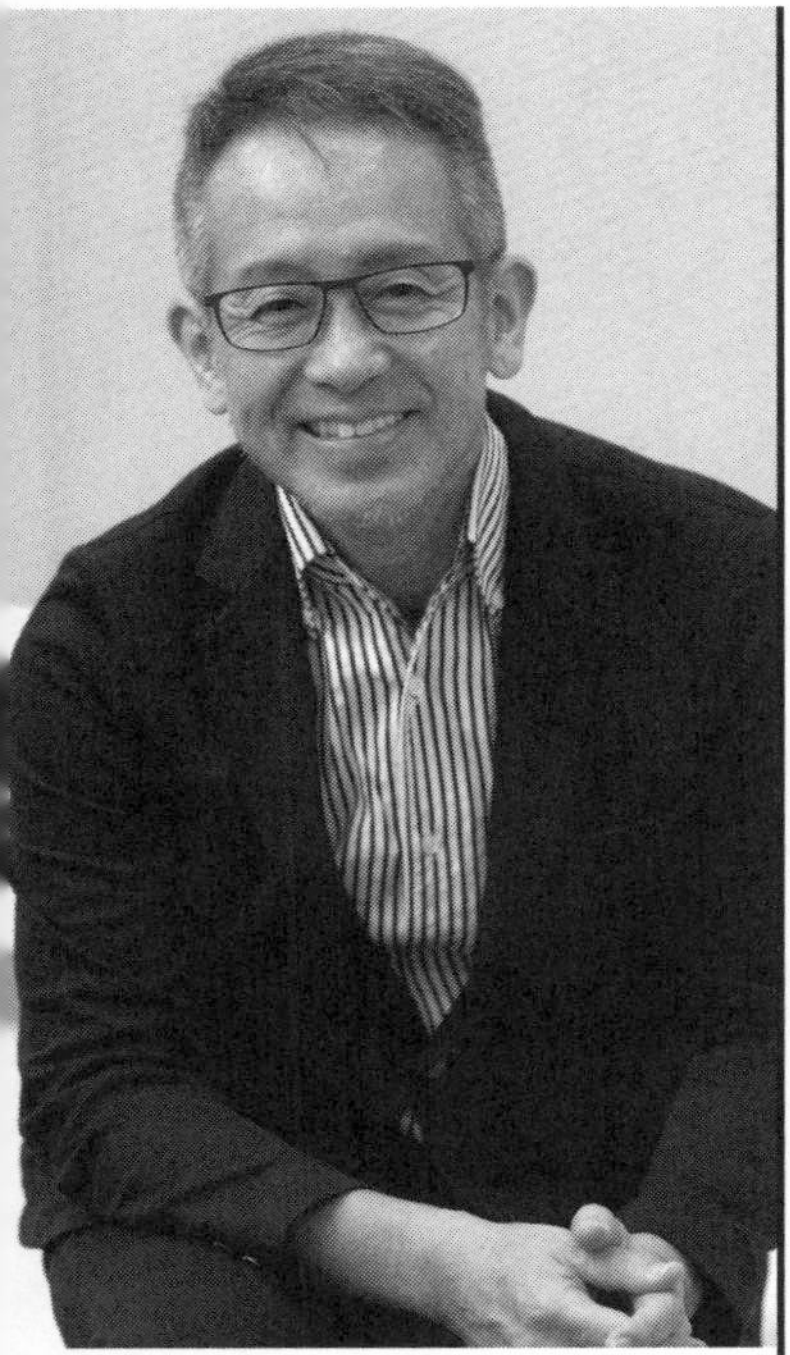

▽みやもと・あもん　1958年、東京都生まれ。東洋人で初めての演出家としてNYのブロードウェーで演出し、その作品はトニー賞4部門にノミネートされた。ストレートプレー、オペラ、歌舞伎などジャンルを超える演出家として国内外で活躍している。近著に「上を向いて生きる」(幻冬舎)。

たまたま中国での仕事がキャンセルになって、スケジュールがまるまる空いたその数カ月の間に前立腺がんの発見、手術、退院までがすっぽりきれいにハマったんです。退院した翌日にはもう海外に行きましたからね。結果的に仕事には一切穴をあけなかったので、まさに天の配剤かのような出来事でした。

中国の仕事のキャンセルが決まったとき、オファーをいただいたのがＴＢＳの「名医のＴＨＥ太鼓判！」でした。番組で用意してくれた人間ドックに行ったのが２０１９年２月で、「影が見えたので精密検査をしたほうがいい」ということになり、紹介されたのがＮＴＴ東日本関東病院でした。

血液検査でＰＳＡ（前立腺がんになると血中に大量に流れる前立腺特異抗原）の値が高いことがわかり、針を刺して組織を取る針生検などいろいろな検査をしたところ、「これはがんです」と言われました。がんの進行度は、初めは転移もなく4段階で下から2番目のレベル2でした。**でも、さらなる検査をした後はレベル3に上がり、「もう転移寸前」で早く手術をしなければいけない状況になりました。**

医師から提示されたのは「ダヴィンチでの前立腺全摘出」でした。手術支援ロボットのダヴィンチは以前シンポジウムに参加したことがあり、成功率が高く、体へのダメージが少ないことは知っていました。ただ、がんはセカンドオピニオンが大事だと思ったので、知人にも相談しました。

## 以前よりも、自分がいとおしくなり、「大切にしたい」と思うようになった

ある方からは「切らなくてもいいのがある」と重粒子線治療を行う病院を紹介してもらいました。でも「ホルモン治療を併用して治療に2年ぐらいかかるかもしれない」と言われたとき、すでに数年先まで国内外の仕事で埋まっていたので通院できるかどうかが不安に……。しかも、ホルモン治療の副作用で自律神経が不安定になり、感情がコントロールできなくなるのは演出家として非常によくない。結果、ダヴィンチでの全摘手術を選択しました。

手術は2019年5月。全身麻酔で、2時間ぐらいで終わったようです。出血はほとんどなく、30～50cc程度とのことでした。名前を呼ばれて目覚めたときは、ボーッとしながらも闇から現実に帰ってきたような幸福感がありました。

問題は術後でした。前立腺全摘手術ではほぼ100％起こるといわれる尿漏れです。前立腺は膀胱と尿道の間にある臓器なので、それを取ることによってどうしても影響が出てしまうのです。

早い人で数週間、長いと何年も治らないケースがあるそうで、まだ退院から約３カ月のボクはその後遺症が続いています。自分の体をコントロールしきれない不安はぬぐえていません。

もうひとつの後遺症としては、性的機能がなくなること。ボクは60歳を超えているので、もうあまり深い悩みにはなりませんでしたけれども、**それでも、それまでの生き方や考え方を変えざるを得ない。自分の在り方を改めて模索しました。**

それに以前よりも自分がいとおしくなりましたし、大切にしたいと思うようになりました。これ以上ない良いタイミングで病気がわかって、手術ができて、すぐに仕事に復帰できたこの幸運をかみしめて、次にできることをやっていきたい。そんな決意を新たにしました。尿漏れが完治する日がいつになるかはわかりませんが、焦らず、自分の体と向き合っていることは、ボクにとって貴重な体験になっています。

## 毎年人間ドックを受けていて、前立腺がん、前立腺肥大の可能性を指摘されていた

というのも、ボクは毎年人間ドックを受けていたんです。後になって去年の結果を見たら、「ＰＳＡ値（前立腺特異抗原）が上昇しています。前立腺がんか前立腺肥大の

疑いがあるので検査を受けてくださいとちゃんと書いてあったんですよ。でも、まったく読んでいなかった。さらに胃痛か何かで訪れた病院でも、「このPSA値ヤバイっ……嫌なもの見ちゃったな」と呟かれたことがありました。ただ、それ以上は何も言われなかったので、「なんでそんな言い方するんだ……だから病院は嫌いだ」と、そす。まっちの印象が強く残ってしまって自分の体は顧みなかった。それを大いに反省してい手術の経験を踏まえて、ボクが前立腺がんについてテレビで公表したことで、**「いままで誰にも言えなかったけれど、楽になった」という声を多く耳にするようになりました。**

それが、今回ボクがこの病気になった役目だと思っています。尿漏れの話なんか、男性同士でなかなか話せなかったことだと思うんですけど、「こんなに漏れちゃう」とか「尿パッドはこんなに種類がある」とか、そんなことを楽しく話せるきっかけになれたのはとてもよかったと感じています。

前立腺がんは米国では男性がんのナンバーワンで、日本でも遠からずそうなる病気です。特別な病気ではないので、まずは知ることが大事です。ひとりで悩まず、「当たり前のこととして楽しく話せる世の中になるといいな」と思っています。

愉快な病人②

# 笠井信輔

（フリーアナウンサー）

## びまん性大細胞型B細胞リンパ腫

## 「手遅れではない」主治医の言葉で気持ちを強くしました

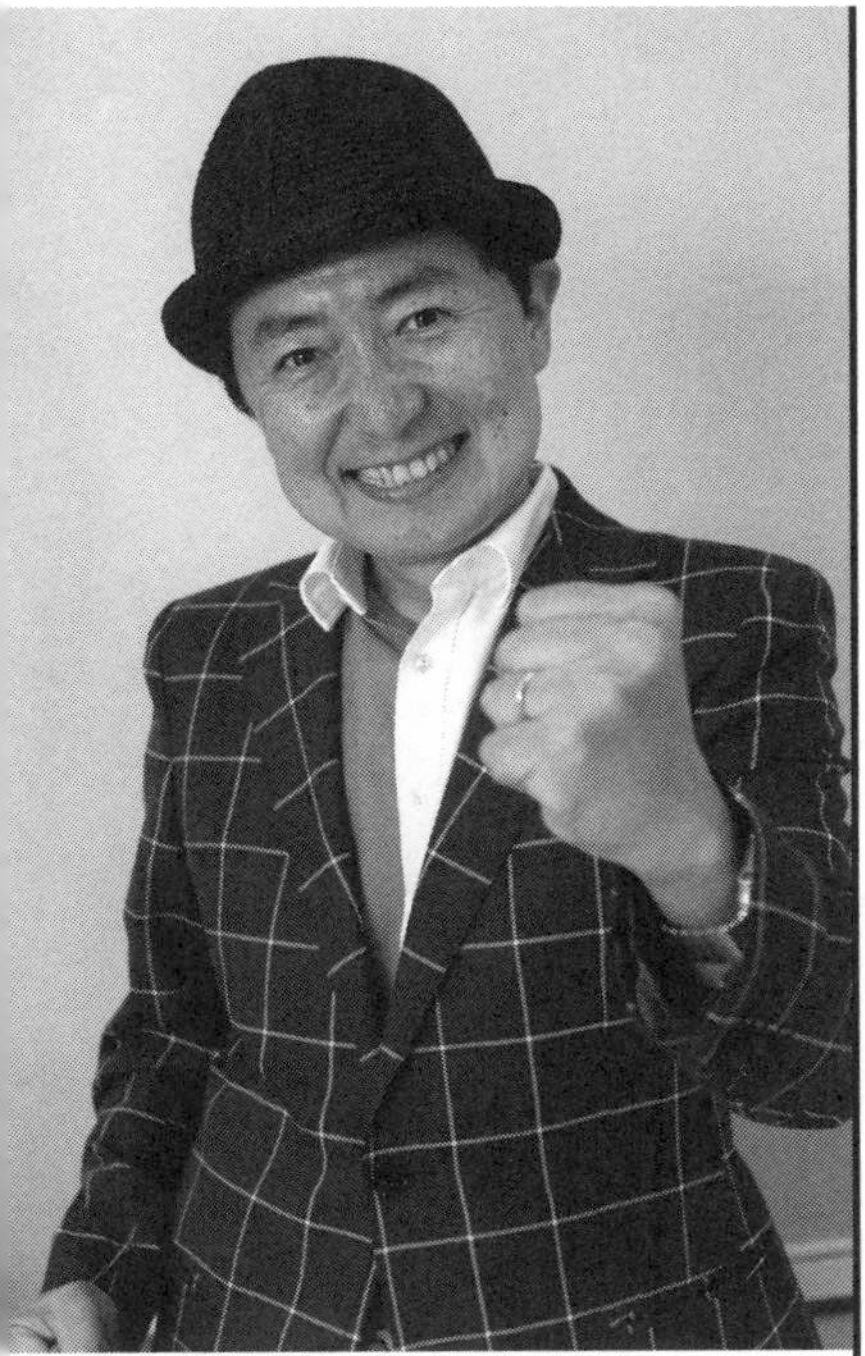

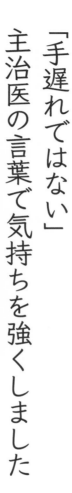

▽かさい・しんすけ　1963年、東京都生まれ。1987年にフジテレビ入社。1999年から20年間、朝の情報番組「とくダネ！」にレギュラー出演し、阪神・淡路大震災、地下鉄サリン事件、和歌山カレー事件、東日本大震災などを現場でリポートした。2019年に退社し、フリーアナウンサーとして活躍中。がんの啓発活動にも尽力している。著書に「生きる力　引き算の縁と足し算の縁」

がんの散らばり具合をカラー画像で見られるペット検査をしたところ、いたるところが黄色く反応していて、全身にがんが散らばっていることが判明。その画像を見たとき、「これは終わりか……」と思いました。

**不調は、フジテレビを退社（２０１９年９月）する２カ月ぐらい前から始まっていました。お小水が出にくく、そのくせ尿意だけは頻繁にある排尿障害です。**

私は密かに、番組を20年、共にしてきた小倉さん（小倉智昭アナウンサー）の膀胱がんが伝染したんじゃないかと思ったりしてたんですけど（笑い）、検査を受けたら「前立腺肥大」という結果でした。でも処方された薬を1～2カ月飲んでも改善されず、むしろ悪化し、腰痛や排尿時の苦しみも伴うようになったので、ＣＴ検査を受けたんです。結果は同じく前立腺肥大でしたが、そこに添えられた放射線技師の所見が運命の分かれ道になりました。

「骨盤に影が見える。何かの病変かもしれないので、その先の検査をしたらどうか」

**「人前に出られない」「会社勤めなら給料をもらえたのに」と……**

すでにフリーになっていた私は、「徹底的に調べたい」と希望し、泌尿器科から血液腫瘍内科へ移りました。

検査をすると異常が見つかり、骨髄を採る検査で「悪性リンパ腫」、つまり血液のがんということがわかりました。最終的な病名は「びまん性大細胞型Ｂ細胞リンパ腫」。その中でも遺伝子異常が認められるやっかいなタイプ。入院は最低４カ月で、仕事復帰までには1年かかるかもしれないと言われました。

いろいろな意味でガクッときました。1年間も人前に出られないことの恐怖もそうですし、会社勤めならお給料がもらえたのに……という収入面での不安もありました。と同時に、「死ぬのかな」という思いが自分自身に大きくのしかかりました。さらに、検査が進むにつれてわかったのがステージ4という事実で、血液に乗って全身にがんが散らばっている状態であることを知りました。

**でも、主治医の「手遅れではない。効きのいい薬はある。気落ちしなくていい」という言葉で気持ちを強くしました。**というのも、私の主治医は患者さん以上に細胞と向き合っているような〝学者先生〟タイプの方なのです。正直で物事をシビアにジャッジする人なので、ただの慰めをいう人じゃない。その先生が「手遅れではない」と言うのだから、信じてみようと思ったのです。

10月からフリーになり、12月半ばから入院。１２０時間（５日間）ぶっ通しの抗がん剤の大量投与を計６回行い、４月末に退院しました。

じつはこのとき私が入院したことで、悪性リンパ腫を患う人たちの間で「笠井は特別扱いされているんじゃないか」というウワサが立ったようです。一般的に悪性リンパ腫の治療は1泊入院や日帰りで抗がん剤投与が行われるので、長期入院は珍しいケースなのです。

でも、特別扱いなどではありません。主治医の先生は「とくダネ!」も、私がアナウンサーであることも知らなかったのですから。ひとつ〝特別扱い〟があったとすれば、それは私のリンパ腫がやっかいなタイプで、先生にしてみれば、それにとても興味があったということだと思います。

## ここで心が折れたらたくさんの人を失望させてしまう病気を治して、元気になることが自分の使命だと……

先生の選択した抗がん剤はよく効いてくれました。でも、副作用は生きているのが面倒くさくなるほどきついものがありました。励みになったのは、私のインスタグラムやブログを見た人たちからのたくさんの応援の言葉です。

それまでは300人しかいなかったフォロワーが、がんを公表してからぐんぐん増えて、最高はブログ17万人、インスタグラム30万人にもなりました。**そうなったとき、**

**「ここで自分が心折れたらたくさんの人を失望させてしまう。負けちゃいけない。病気を治して元気な姿を見せるのが私の使命だ」と感じ、大きなエネルギーになったんです。**

ＳＮＳに光と影があるとすれば、私は番組などでは主に「危ない」「怪しい」という影の部分を報道する立場にいました。でも、がんになったらほぼ光しか感じませんでした。ＳＮＳでこんなに勇気づけられるものなんだと実感できたことは、これまでにない気づきでした。

以前から私は「人生はプラマイゼロでできている」と思っているんです。ずっと右肩上がりの人生もなければ、右肩下がりの人生もない。ひどい状況になっても、こらえて上を向いていれば上向きな人生になっていくって。その通り、病気で仕事を失い、収入を失いはしましたけれど、新たな出会いや新たな絆を得ることができました。

そして入院中にひとつ思ったのは、１泊や日帰りで抗がん剤治療をしている人は、どれだけ大変かということです。

私はつらくても寝ていればいいけれど、治療と子育てや仕事を両立するのって本当にきつい。周囲はそれをわかってあげてほしい……と心から思います。

愉快な病人③

# 仁支川峰子

（歌手・女優）

## 甲状腺がん

## 息が止まって「もう死ぬ」という感覚に3日間で10回襲われた

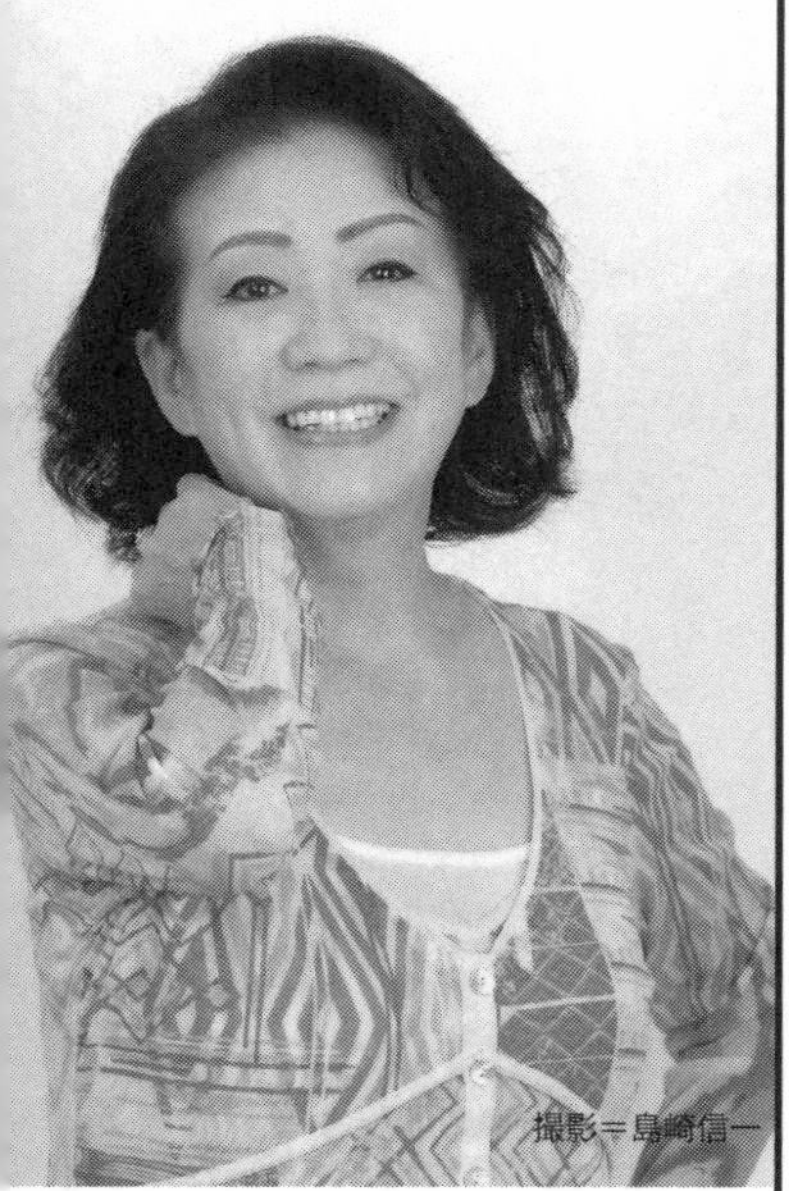

撮影＝島崎信一

▽にしかわ・みねこ　1958年福岡県生まれ。
1973年、『第3回全国日本歌謡コンテスト』で優勝し、1974年、デビュー曲『あなたにあげる』が大ヒット。

同年の【日本歌謡大賞最優秀新人賞】【日本レコード大賞新人賞】を受賞。

『NHK紅白歌合戦』に1975年第26回から連続4年出場。

その後、映画『吉原炎上』『青春の門』『肉体の門』、テレビ『桃太郎侍』等に出演し女優として活躍。芸能生活45周年を超えた現在も、歌、映像、舞台、バラエティ等幅広いジャンルで活躍中。

息が止まりそうになって、死にかけました。でも甲状腺がんのせいじゃありません。もうはっきりわかっているから言いますけど、手術で失敗されたんです。「医療の現場ではこういうことがあるんですよ」ってことを世の中に発信するために私は生かされたんだと思っています。

甲状腺がんがわかったのは、２０１０年3月半ばでした。まずは1月に博多での舞台公演中に突然、声が詰まって出にくくなり始めました。**喉の中がずっとイガイガしている状態で、外見でもポコッとプチトマトが入ったような膨《ふく》らみが日に日に成長していくのがわかりました。**

ちゃんと食べているのに急激に痩せていくし、「おかしいな、しんどいな」と思っていましたところ、突然失禁をしたんです。ちょうど休演日で、ベッドで横になっていたとき、目は覚めていたのに尿意がないまま……そりゃもうビックリしました。借りていたウイークリーマンションだったので大慌てでお掃除して……。でも「きっと疲れてるんだ」と思っていて、喉の膨らみも「脂肪の塊だろう」ぐらいにしか考えていませんでした。

舞台を終えた2月、食事会で偶然お目にかかったお医者さんに「これ、なんだと思います？」と喉を見せました。そこから紹介に次ぐ紹介で、甲状腺がんの手術で有名だという大学病院にたどり着き、正式に「甲状腺がん」と診断されました。

進行も遅く、悪性度は低いとのことだったので、4月の舞台が終わるのを待って入院。手術を受けて4~5日で退院する予定でした。ところが、手術をした日の夕方になって喉がすごく腫れてしまって……。まだ麻酔が効いていたので痛みはありませんでしたが、担当医が来て縫った糸を手で切ったら、血がピッと飛んだのが見えました。

## 意識は戻っても体中が痺れて指一本動かせなかった

その夜8時ごろ、緊急手術になりました。私が死にかけたのは、その日の夜中からです。1日に2回の全身麻酔で、麻酔の量が多すぎたんじゃないかと思うんです。意識は戻っても体中が痺れて指一本動かせませんでした。なにより呼吸が困難で、息が止まりそうになるんです。私は必死に訴えました。「麻酔が効きすぎてるからなんとかして!」って。でも声は出ないし、表情も動かせなくて、はたからは普通に寝ているようにしか見えなかったようです。人が死ぬとよく「穏やかなお顔で」なんて言うけれど、絶対苦しくなかったわけがないと、私は身をもって確信しました。

必死に訴えているのに誰にもわかってもらえない日が続きました。医師たちは、数値に異常がないのになぜ呼吸がときどき止まりかけるのかわからなかったんです。

**息が苦しすぎて眠れないし、息が止まって「もう死ぬ」という瞬間に3日間で10回襲われました。**

「なんでわからないんだ！　医者なのに！」と私は怒り狂っていました。そしてついに「麻酔が強いのよ！」という心の叫びがかすかに唇を動かしたのか、一人の医師が気付いて「麻酔がなるべく早く取れる薬に切り替えます」と言ってくれたんです。

10回目に息が止まりかけたとき、術後初めて「コホッ」と咳をすることができました。薬を入れ替えて数時間後のことです。その瞬間まで「コホッ」ともできないくらい全身が麻痺していたのです。

その後はみるみる血の気が戻ってきて、入院から2週間弱で退院することができました。後からこっそり聞いた話では、1回目の手術時に血がほとんど出なくて、止血すべき場所がわからなかったようです。結局、止血せずに閉じたものだから、じわじわ出血して喉が腫れたんでしょうね。

## がん告知も、手術も怖くなかった でも、「声」を奪われるのが怖かった

ちなみに私、がんと聞かされたときも、喉の手術をすると決まったときも、ショッ

クとか怖いといった気持ちはまったくありませんでした。なるようにしかならないですから。ただ、1回目の手術前、脅すつもりはなかったんですけれど、「私、声が出ないと困るから、絶対に声は奪わないでくださいよ。先生の責任ですからね。きっちりやってください」って担当医に強めに言っちゃったんです。「あの言葉で、先生は怖くなって手術で緊張したかもしれません」って、元気になってから看護師さんと笑い話になりました。

失敗は仕方ないと思っています。医者だって人間ですから。でも麻酔の効きすぎがわからず、数値が正常だからといって精神科の医師まで繰り出して、しまいには「病院で一番強い睡眠薬を入れましょう」と言われたのには愕然《がくぜん》としました。麻酔で命を落とす人って意外といるんです。顔は穏やかでも、じつは苦しみや痛みを必死に訴えているケースもあるってことを知ってほしいと思います。

いろいろありましたが、手術後は声の伸びが数倍良くなりました。**病気以外も含めて、人生で死にかける経験をこれだけする人もそうはいないと思うので、「発信する使命を持っているのかな」と思います。**もう大抵のことは怖くなくなりました（笑い）。

愉快な病人④

# 村上弘明（俳優）

## 大腸がん

## 「ステージゼロだから大丈夫」と……「それなら手術しないでよ」って内心叫んでいました

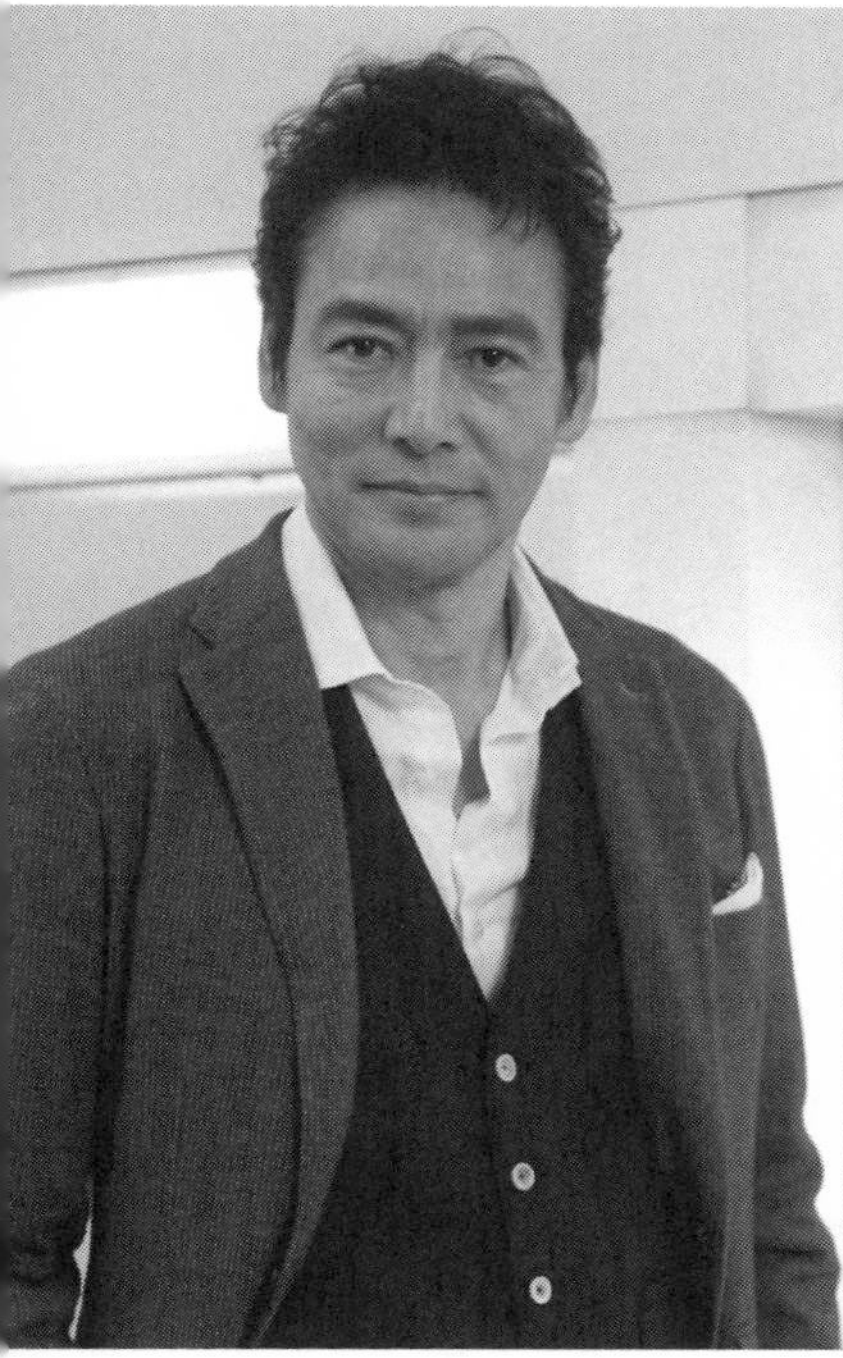

▽むらかみ・ひろあき　1956年、岩手県生まれ。大学入学で上京。1979年に「仮面ライダー（スカイライダー）」で主役デビュー。その後、「必殺仕事人V」「柳生十兵衛七番勝負」などに出演し、NHK大河ドラマの常連俳優でもある。テレビ、舞台、映画だけでなく、最近はバラエティーでも大活躍。同時に東日本大震災では実家が被災したこともあり、岩手県PR特使として復興支援に尽力している。

「私だったら切るね」

医師との話し合いのとき、カミサンに先にそう言われてしまったものだから、引くに引けなくなって仕方なく腹腔鏡手術で大腸を切ることになりました。でも、本当は内視鏡でポリープを取るだけで済ませてもらいたかったんです。カミサンは帝王切開を4回もやっているから（笑い）。もしも、あの場にカミサンがいなかったら、ずっと内視鏡でのポリープ切除にこだわり続けたと思います。それくらい体にメスが入るのは嫌だったんです。

「大腸がん」の手術をしたのは2018年5月22日のこと。その3カ月前に告知されていましたが、「ドラマの撮影終了を待っても問題ない」ということで、5月のタイミングになりました。

**〝ひょっとしたらがん化しているかもしれない〟という段階のポリープでした。**主治医は「ステージゼロですから、そんなに深刻な顔をしないで大丈夫です」と言うんですけど、「それなら手術しないでよ」って内心叫んでいました（笑い）。

そもそもの始まりは、50歳を過ぎた頃から人間ドックを受け始めたことです。それもカミサンの助言で仕方なく……。ボクは病気知らずで常日頃から運動もまめにやるタイプなので、自分では「健康診断なんて必要ない」と思っていました。

## 内視鏡検査で、医師が一瞬「ん？」
## その後、しばらくして腹腔鏡手術でがんを切除

でも、初めて人間ドックを受けたとき「念のために大腸の内視鏡検査をしてほしい」とクリニック側から言われて、受けたらポリープが見つかったのです。取って病理検査をしたら「先っぽのほんのちょっとだけがん化していた」と言われました。でもそのときは「いまは大丈夫。ただ2～3年に一度は内視鏡検査を受けたほうがいいですね」とのことでした。

それから何回目かの、2016年の内視鏡検査で、医師に一瞬「ん？」という動きがあったんです。

でも一瞬のことで、そのあと念入りに探しても見つからなかった。それで、「過去にがん化したポリープがあったということは可能性がゼロではないので、念のため来年も内視鏡をやってくださいね」と言われたわけです。

ところが2017年、**人間ドックの先生は「内視鏡ですか？　必要ないでしょう」というんです。自分としてもなるべくやりたくないので、その言葉にすがって、結局その年は内視鏡検査を受けませんでした。**

でも、年明けにそれを知ったカミサンから「でも内視鏡の先生には〝来年も〟って言われたんでしょう？」と指摘され、ボクがモタモタしている間にカミサンがマネジャーに電話をかけ、スケジュールを確認するなり病院に検査の予約を入れてしまったんです。

まあ、そのおかげでがんかもしれないポリープが見つかったのですが、**医師の判断は「もしもがんだとしたら内視鏡でのポリープ切除は飛び散る可能性があるので、念のため腹腔鏡手術で大腸の一部を切ったほうがいい」とのことでした。**

そこで最初にお話ししたカミサンの一言があって、結局、大腸を切除しました。

手術は約1時間。全身麻酔で、目覚めたのは4時間後でした。口に管が入っていましたが、目覚めの感想は「あー、よく寝た」というスッキリ感。じつはボク、「睡眠時無呼吸症候群」なんです。だからあの爽やかな目覚めは本当に久しいという感じでした。

ただ、他人に自分の体をすべて委ねる経験は初めてだったので、入院中は看護師さんが近寄るたびに「この人の人格は大丈夫なんだろうか……」と心配でした。だって、〝看護師や医者が犯人だった〟なんてことがドラマでよくあるでしょ？　おちおち寝ていられませんでした（笑い）。

## 当たり前が本当に幸せなこと
## 病気を機に挑戦する気持ちが芽生えた

病気から学んだのは、東日本大震災でも感じたことですが、当たり前の日常が、本当は幸せだということ。今回はステージゼロとはいえ、人生初の手術を経験し、「人生、先のことはわからない。自分がやりたいと思ったことはすぐに実行した方がいい」と思うようになりました。

「仮面ライダー（スカイライダー）」でデビューして以来、〝俳優とは、作品を選び、社会にメッセージを与えるようなものを作っていくもの。ドラマ、映画、舞台以外のものはやるべきではない〟と先輩諸氏に教わってきました。

でも、それは周囲から刷り込まれた考えで、自分の考えじゃないことにふと気づきました。震災で変わってしまった故郷の景色を思うにつれ、「その状況に応じていくのが強く生きるということではないだろうか」と考えたら、いまの時代、新しいことにチャレンジするのも悪くないと思えたんです。

病気を機にバラエティー番組や歌にも挑戦する気持ちが芽生えました。現実のボクは決して寡黙な男ではありませんから（笑い）。

愉快な病人⑤

# 東ちづる

（女優・一般社団法人 Get in touch 理事長）

## 胃がん

## 「顔色が白い」「やばい」と夫に言われと思いました

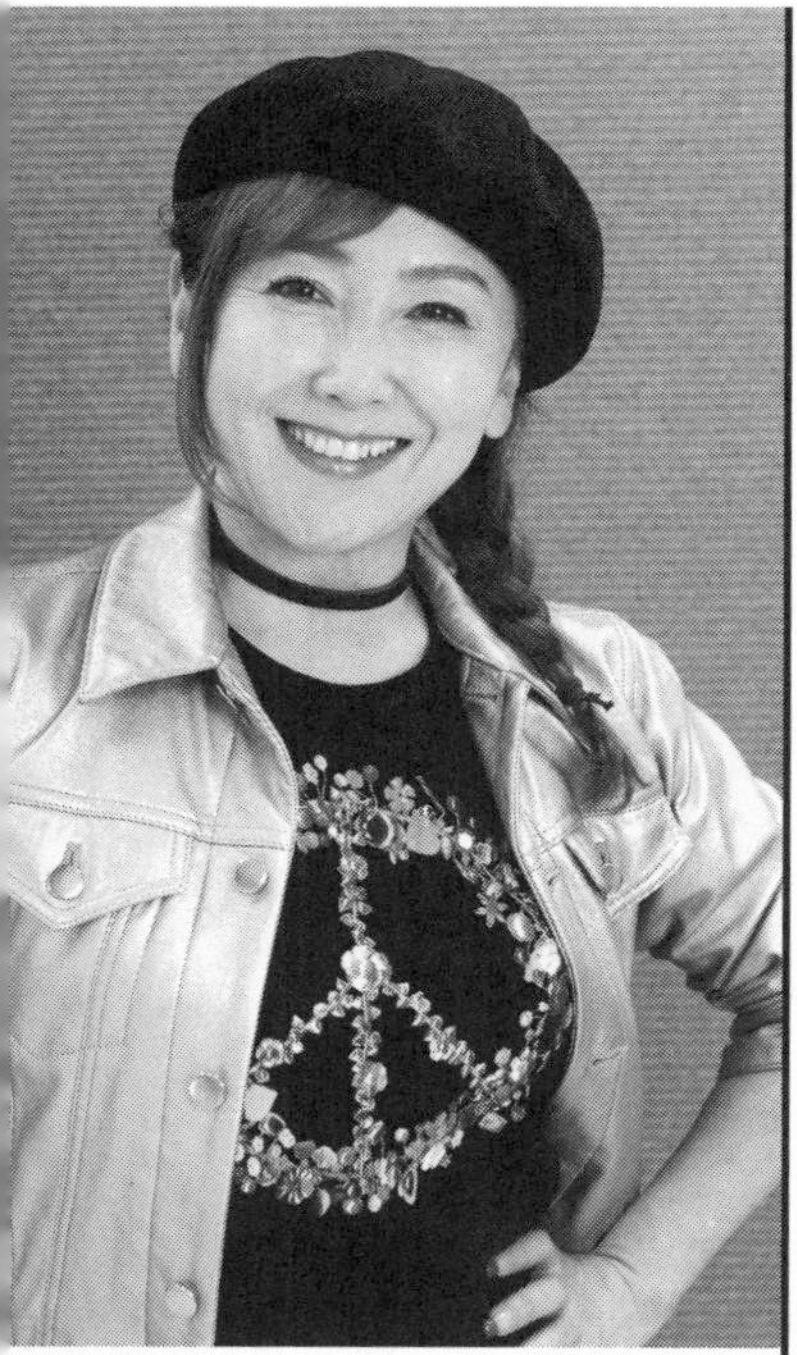

▽あずま・ちづる　1960年、広島県生まれ。会社員を経て25歳で芸能活動をスタート。女優、司会、講演、執筆など多彩に活躍し、骨髄バンク、ドイツ平和村、障がい者アートなどのボランティア活動も約30年続けている。2012年に一般社団法人「Get in touch」を設立し、誰も排除しない社会を目指し活動している。

２０２０年の夏から胃の痛みをときどき感じていました。でも、20代の会社員時代に十二指腸潰瘍の経験があって、その症状とよく似ていたので「これは生活の乱れとストレスで潰瘍ができているな」と自己判断してしまったのです。

病院に行けばコロナ感染の心配もある。それ以上に、いまこの大変なときに、胃痛で医療従事者の方々に負担をかけたくないという思いがあって、ずるずると先延ばしにしていました。

すると、11月になって黒色便が出たのです。鮮血ではなかったので、胃か十二指腸の付近で出血しているのだろうと判断しました。その後、いったんは「治った」と思ったのですが、再び黒色便が出てさすがに「どうしようかな」と考えていたら、今度は嘔吐が始まりました。ただ、黒色便と関係があるかどうかもわからずさらに躊躇していると、夫が私に「顔色、白いよ」と言ったのです。「あ、そう。青い？」と返事をしたら、「いや、白い」と。それはやばい……そのときやっと思いました。

## 「このまま放っておいたら命をなくす人も……」そう言われて、そのまま入院

すぐに病院に電話をして症状を告げると、「すぐ来てください」と言われて病院に行

きました。到着して即車椅子に乗せられて医師の目の前に連れて行かれると、医師が私の下まぶたを〝アカンベー〟するように見て、「すぐ入院手続きして」と言うのです。「え？　ちゃんと診察してください」と返すと、「このまま放っておいたら命をなくす人もいるんですよ」と言われ、結局そのまま1週間の入院になりました。やはり胃潰瘍で出血していて、内視鏡で縫う手術を受けました。

がんがわかったのは退院から2～3日後です。「99％良性だろう」と言われていたのですが、病院から呼び出しがあったので、「あ、1％の悪性だったんだな」と察しました。医師から告げられる前に「がんだったんですね」と切り出し、極めて初期のがんでスキルス性ではないことを確認しました。

治療は、胃の2分の1切除手術を提案されました。でも、私は「ほかにありませんか？」と何度も食い下がったんです。「切除手術がスタンダードなことはわかりますけれど、『切るほどじゃなかった』という確率はどのくらいですか？」と聞いてみたのです。すると、「90％」という回答。ならば2分の1切除じゃないほうにしようと思い、最後の最後の選択として出てきた「内視鏡的粘膜下層剝離術」を選びました。リンパ節に転移がなく、場所や大きさが条件に合ったからこそできる手術です。

じつは手術する前にセカンドオピニオンも受けました。ボランティア活動の中で私がいつもおすすめしていることだから、自分もやらなきゃと思って……。でも結果は同じだったので、最初の病院で手術を受けたのです。

**ボランティア活動で学んだこととしてもうひとつ大きいのは、検査結果や治療の説明を受けるときは、許可を得て録音や録画をすること。先生のお話をすべて覚えているることはなかなかできないですし、今回はコロナ禍で家族も診察室に同席できなかったのでなおさらです。**あとから家族にそれらを送って情報共有しました。

病院の都合で入院延期もありましたが、2021年2月に10日間ほど入院して、無事、仕事復帰しました。というか、入院中から仕事していました。

じつは「東京2020NIPPONフェスティバル」のひとつとして、8月22日から世界配信される「MAZEKOZEアイランドツアー」という映像作品の総指揮を担当していまして、その台本書きやら音楽選び、衣装デザインなどを病室でもやっていたのです。家にいるより集中できたので、むしろはかどりました。

## いまは1日のうち12時間以上は胃に何も入れない時間をつくっています

でも、胃がんになってつくづく思ったのは、「粗末に扱ってごめんね」という自分の体への謝罪と反省です。私の場合、「自分自身がこうした病気をつくった」と思っています。まず、父方にも母方にも誰もがんになった人がいないんです。さらにコロナ禍に見舞われて、生活が乱れに乱れました。

仕事もボランティア活動もなくなり、「明日までにこれをしなきゃ」ということもないから、朝までダラダラ映画を見たり、お酒を飲むことが増え、不安や不満もたまる一方。

食の乱れやストレスはがんのもとだと知っていたのに、「自分はがんの家系でもないし、健康だから大丈夫」と過信していたのです。

**ある意味、胃潰瘍になってよかったと思っています。そして、見過ごされてもおかしくないほどの初期がんを見つけていただいたことに感謝しています。入院したのはコロナ病棟のある病院だったので、本当に申し訳ないという気持ちでいっぱいでした。**

内臓を休めることも必要だと思い、いまは1日のうち12時間以上は胃に何も入れない時間をつくっています。入院中に経験した2～3日のファスティング（断食）も体に良いと感じ、月1回の習慣にしようと考えています。

まだ実践していないですけど（笑い）。

愉快な病人⑥

# 立川談笑（落語家）

## 甲状腺乳頭がん

## 「声がれ」は死活問題！ 術後、声を出せたときはうれしかった

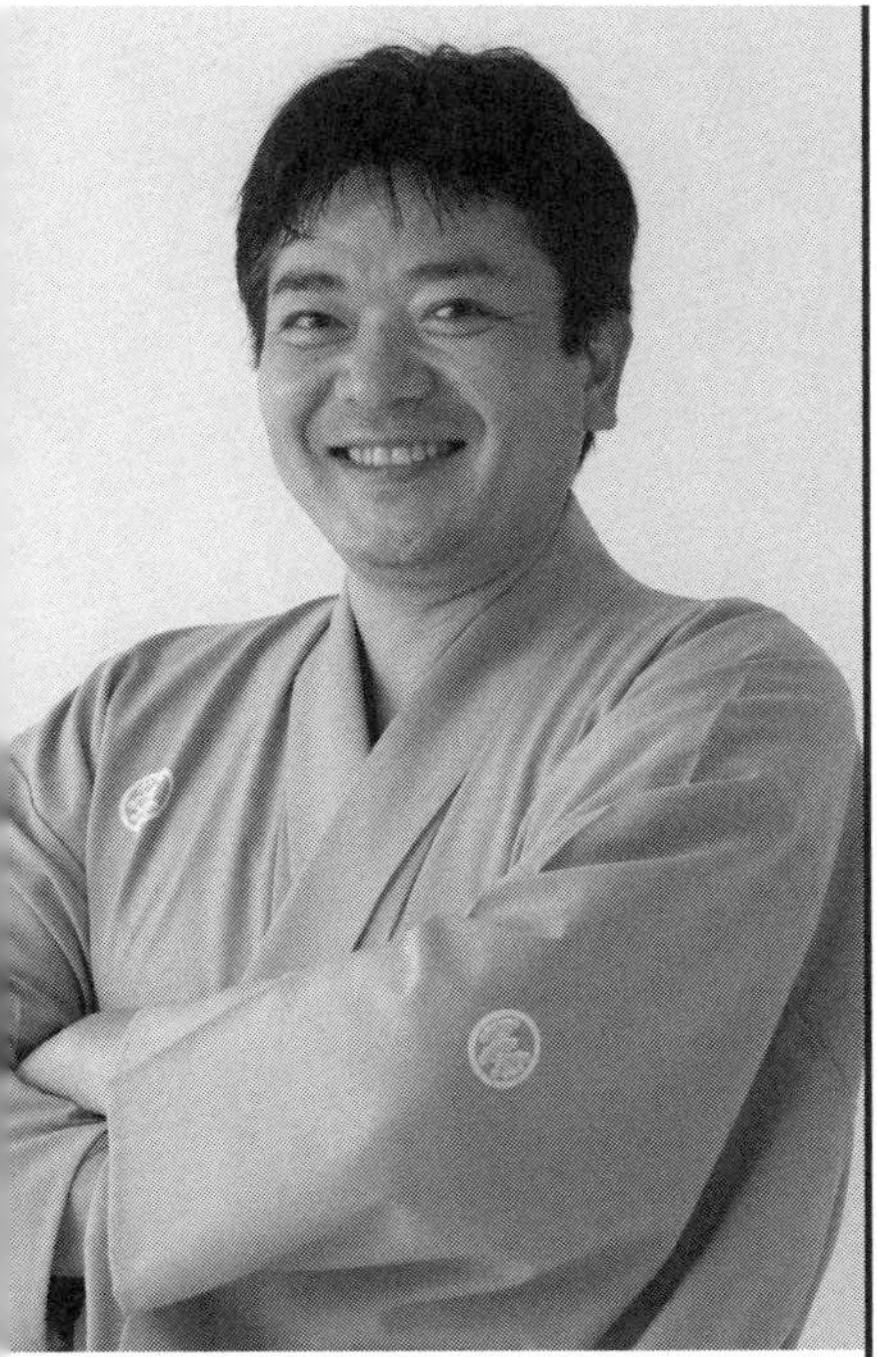

▽たてかわ・だんしょう　1965年、東京都生まれ。早稲田大学法学部卒業後、93年に立川談志に入門。96年に二つ目、2003年に6代目・談笑を襲名した。05年には真打ちに昇進し、テレビ番組でリポーターを務めるなど活躍。15年度、彩の国落語大賞受賞。月例独演会のほか、SNSでは料理動画もアップして好評を博している。

マメに人間ドックを受けていたときには、毎度、中性脂肪が高めだの、肥満だ、酒の飲み過ぎだと自分でもわかっていることしか指摘されなかったので、検査しても意味がないと思って5年間ほど受けずにいたんです。そうしたら「甲状腺がん」ができていました。

やっぱり、人間ドックや健康診断は怠らず受けたほうがいい。「ここがあやしい」と思っているところは大概何もなくて、まさかのところに見つかることがあるので、**その年々で焦点を変えてまんべんなく調べるのがいいのではないでしょうか。**

がん発見のきっかけは2020年10月の区民健診の肺のレントゲン検査でした。その画像を見たかかりつけ医から「胸郭が普通より広がっているけど心当たりはありますか?」と聞かれたのです。

## 「良からぬマーカーが出ています」予期せぬがん宣告で完全に動転

「じつは小学生の頃から甲状腺に腫瘍があります。当時検査で『良性』と言われたのですけど……」と答えると、「50歳を過ぎていることもあるし、悪性になっている可能性もあるので甲状腺の専門病院で診てもらったらどうですか?」と言われました。

紹介されたのは東京の表参道にある伊藤病院。小学生のとき検査したのもその病院だったので、約40年ぶりに足を運びました。喉のしこりとは長い付き合いですし、「良性だから大丈夫」と余裕をもって血液検査を受けると、「良からぬ（腫瘍）マーカーが出ています」と言うのです。それで細胞診を受けることになり、悪性を覚悟しました。

覚悟はしても、「がん」と聞いたら頭が真っ白になるものです。告知の後、今後の治療のお話をしっかり聞いて、冷静に対処したつもりでしたが、なぜかスマートフォンを診察室に置き忘れ、看護師さんが届けてくれるまで気づきませんでした。完全に動揺していましたね。

甲状腺がんは３センチでも大きいと言われるところ、６センチ近くもありました。さらにリンパ節へも転移があったので、甲状腺全部とリンパ節の切除手術を勧められました。ただ、甲状腺がんの中でも乳頭がんは10～20年かけてゆっくり進行するものなので、経過観察を選択する人も少なからずいるそうです。

**私が手術を選択したのは、70～80歳で手術が必要になるのだったら、いま切ったほうが体力的にいいだろうと考えたから。**甲状腺を取ってしまっても、それを補う薬を毎日飲めば生きる上では問題ないことも知りました。

唯一の問題は、甲状腺の両脇に反回神経という声帯につながる神経があって、わずかに引っ張っただけでも声がれの危険が生じるということでした。しかも初めは「その可能性は1割ぐらい」と言われていたのに、検査を重ねるごとに想定が悪いほうへ傾き「運が良くて声がれ、悪いとどこまでかわからない」と変わったので、かなり深刻に悩みました。

命に関わることはないけれど、声がれは落語家にとって死活問題です。「落語ができなくなったら……」とか「弟子はどうしよう」とか「腫瘍が声帯につながる神経を取り囲んでいて神経ごと切らなければならない状態だったら、何もせずにそのまま閉じてもらおう」などと、いろいろ考えました。

**でも覚悟を決めて手術した結果、おかげさまで落語を続けられています。**

手術は２０２１年の5月31日でした。麻酔から目覚めて真っ先に自分の声が出せたときには、うれしくて看護師さんたち相手に話しっぱなし。気分は絶好調でした。

## 肉はダメ、魚もほとんどダメ、卵も乳製品もゴマもダメ！ 退院後の食事制限がつらかった

ただ、つらかったのはそこからです。退院後1カ月間は食事制限をしなければなりませんでした。手術で微細に傷ついたリンパからリンパ液が染み出て胸に入ると危険なので、リンパ液をつくらない食事が必要だったのです。「乳糜漏食」といいまして、

脂質ゼロ食です。肉はダメ、魚もほとんどダメ、卵も乳製品もゴマもダメ。もう本当にしんどかったです。

それが終わってホッとしたら、今度は「ヨウ素カット食」になりました。ヨウ素は海藻などに多く含まれる成分です。8月に行う最後の治療のためにヨウ素欠乏状態をつくります。

「放射線ヨウ素服用療法」という治療で、放射線を帯びたヨウ素のカプセルを一粒飲む予定です。この放射線を帯びたヨウ素が、手術で取り切れなかったがん細胞など悪いところに吸着してやっつけてくれるそう。吸着率を上げるため、なるべく枯渇させるわけです。

カプセルを飲んだ後は体から微量な放射線が出るらしいので、3日間は家族と同じ部屋で寝ないようにとか、食事は別々にといった注意事項があります。トイレは2度以上流すとか、お風呂は最後に入るとかね。いっそ入院する人もいるそうです。すぐに家に帰るのは心配なので私も思案中です。

6月半ばには仕事復帰ができ、首の傷痕ももうシワと見分けがつかないくらいです。声はまだ自分の感覚では出づらい瞬間がありますけど、**声がれもなく、だんだん元に戻りつつあります。再び落語ができる「声」があって本当によかったです。**

愉快な病人⑦

# 松崎悦子

（歌手）

## 印環細胞がん

## 最初に病名を告げられたときは調べてすぐに余命を考えました

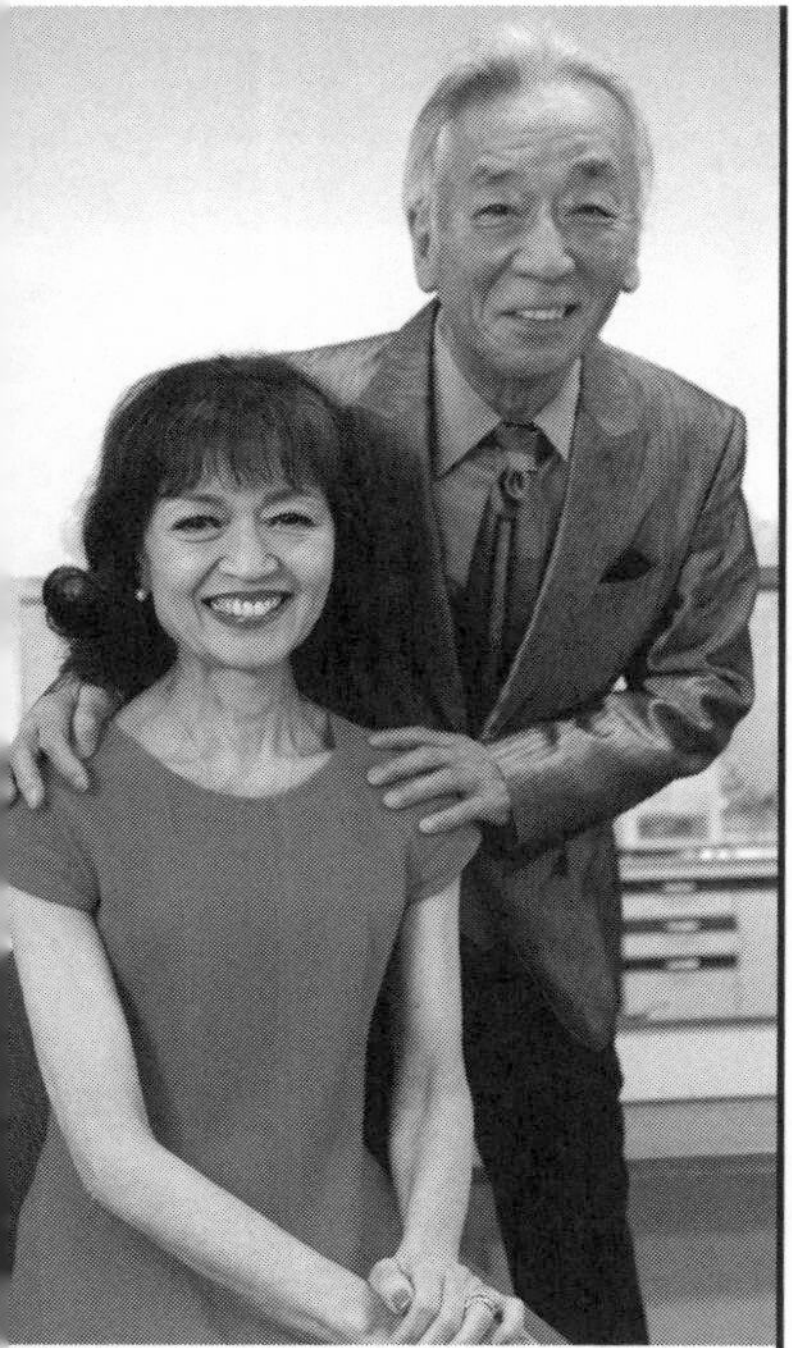

▽まつざき・えつこ　1951年、愛知県生まれ。学生時代にアマチュアバンド「チェリッシュ」に紅一点の女性ボーカルとして加入。71年「なのにあなたは京都へゆくの」でデビューし、翌年からデュオで活動を始める。73年に「てんとう虫のサンバ」「白いギター」などがヒットし、数々の歌謡賞を受賞。NHK紅白歌合戦にも初出場を果たした。77年にパートナーの松崎好孝氏と結婚。コンスタントに新曲を発表しつつテレビやラジオで活躍。出産や子育てを経て、アメリカと日本を行き来する生活を続けながら活動。またインスタグラム、ツイッターなどでさまざまな情報を発信。

私が告知されたのは「印環細胞がん」という特殊なタイプの胃がんでした。一般的な胃がんは、胃の粘膜の表面に発生するのですが、印環細胞がんは胃粘膜の表には顔を出さず、胃壁の中を這うように広がっていくので、とても発見が難しく、しかも早い進行でリンパまで行ってしまうたちの悪いがんです。

## 「がんが見つかりました」〝初期の初期〟だったが、全摘手術を勧められる

何となく調子の悪さを感じたのが２０１９年の初夏でした。コンサートが続いて疲れていたので、かかりつけのクリニックで栄養剤などをいただいていました。

**それでもなかなか体調が戻らないことを訴えると、「胃カメラ検査をしてみますか？」と言われ、それがきっかけで病気が発覚しました。**「がんが見つかりました。ちゃんと検査しないとわかりませんが、手術のできる病院を選んでください」と言われたのです。

すぐに大きな病院で検査を受けたところ、「印環細胞がん」と診断されました。勧められた治療は胃の全摘出手術でした。そのときはわかりませんでしたが、手術後にわかったステージは１で、その中でも下のほうの本当に初期の初期でした。

それでも胃の全摘出になったのには事情があります。じつは私、10年以上前に膵臓

を半分取っていて、それに伴って脾臓を取ってしまったんです。今回は胃を3分の1残す選択肢もありました。ただ、「脾臓があれば脾臓から胃に確実に血液を送れますが、脾臓がないと血液がうまく送れず、残した胃が壊死してしまう可能性がある」と言われました。そうなったら再手術で全摘することになる。せっかく残してもそのリスクがあるならと全摘出をお願いしたのです。

最初に「印環細胞がん」と告げられたときは、病気を調べてみてすぐに余命を考えました。「もしあと半年、1年と言われたら何をどうしたらいいのだろう」と……。ただ、自分の命というよりも家のことや事務所のこと、変な話ですが〝通帳〟のことなんかが気になって（笑い）。意外と冷静だったなと我ながら思います。

いま、事務所の社長をしている娘が、家に泊まり込んでくれてフォローしてくれたのは助かりました。また、アメリカに住んでいる息子の家族が、たまたまビザの関係で日本に帰ってきてくれたこともいいタイミングでした。手術までの間、大人ばかりだと暗い話にもなりますが、幼い孫にはがんを内緒にしたので、いつも通りの賑やかな雰囲気で過ごせたのは精神的に救いになりました。

寝室では娘がいつもとなりにいてくれて、本音でいろいろな話をしました。私よりポロポロ泣くので、つらい思いをさせてしまったと思います。

でもずっとそばにいて、病院にも泊まり込んでくれて本当にうれしかった。術後は下痢がひどかったので夜中に何度も起こしてしまいましたが、彼女がいてくれたことが何より心強かったです。

一番問題だったのが食事です。手術で食道と小腸をつなげたので、小腸が胃の代わりをするまでの1～2カ月はとてもつらかった。

初めての食事は重湯なんですけれど、それですら体が受け付けない。朝食後はいつも気持ち悪くて、午後に少し良くなるとリハビリ……という入院生活でした。

## 「胃カメラ検査をしてみますか？」先生の言葉に何よりも感謝

3週間ほどで退院した後も食事は相変わらず大変で、わずかな添加物で具合が悪くなってしまう。それで娘がダシから手作りして食事を用意してくれました。

そんな私を一気に元気にしてくれたのは、娘と2人で行った3週間のハワイ旅行でした。ハワイは年に2～3回行くほど大好きな場所です。術後まだ3カ月だったので迷いましたが、幸い、抗がん剤治療は必要なかったので思い切って行ってきました。最初は不安でしたけれど、あの景色とあの空気の中で毎日散歩していたら、すっごく元気になったんです。

帰国後、家でジッとしていられなくなって、ステージに復帰したのが2019年12月。術後4カ月でした。

本当は病気のことは一切公表せずに、何事もなかったようにス〜ッとステージに戻りたかったのですが、関係者のみなさんに「暗いニュースが多い中で明るい出来事だからご報告しましょうよ」と言われて、復帰初のステージでがんのことを公表したのです。

一番恐れていたダンピング症状（小腸に食べ物が直接流れ込むことで起こる頭痛やめまい、発熱や嘔吐など）も軽くて本当によかった。あまりステージを離れてしまうと、ステージに立つのが怖くなって「もうこのままでもいいか」となるのが心配だったのです。

病気をしてみて、応援してくださる人の心の温かさに気づきました。**化学療法などで私よりもっと長くつらい思いをされている方もいらっしゃると考えると、「くじけてられない」と思いました。**そして何より、「胃カメラ検査してみますか?」と言ってくれた先生に感謝です。あと1年放置していたらどうなっていたことか……。

これからだってわかりませんが、先のことを考え過ぎると怖いので、いま立っている場所から見える範囲のところで頑張ろうかなと思っています。

愉快な病人⑧

# 岡村孝子（歌手）

## 急性骨髄性白血病

## 「寝る」と「食べる」しかできなくてもうダメなのかと……

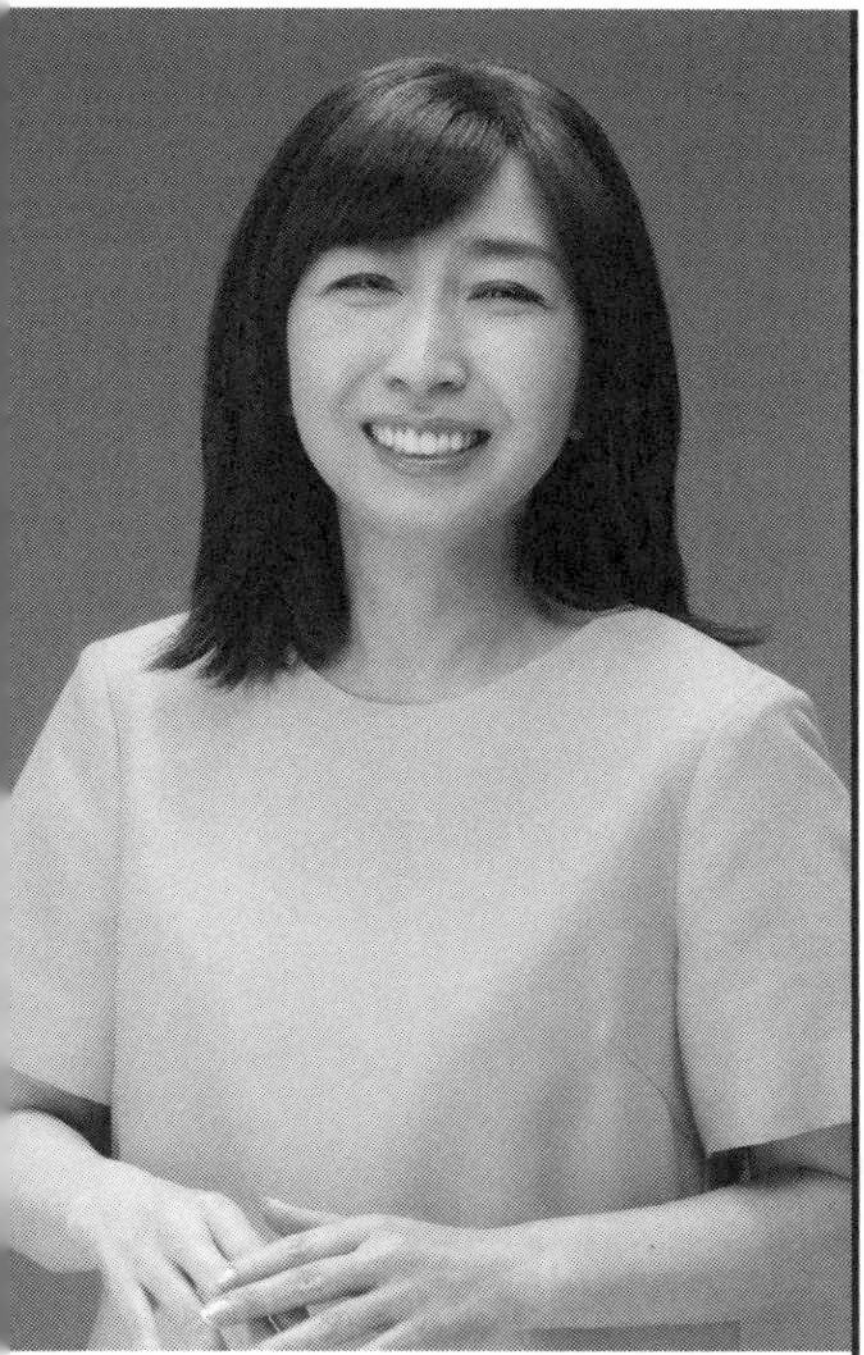

▽おかむら・たかこ　1962年、愛知県生まれ。82年に女性デュオ「あみん」として発表したデビュー曲「待つわ」が大ヒット。85年にはソロデビューし、87年発売の「夢をあきらめないで」がロングセールスを記録。中学校の教科書にも採用される。2021年9月7日に「LINE CUBE SHIBUYA」（渋谷公会堂）で復帰コンサートを開催。9月8日にはソロデビュー35周年記念ベストセレクションアルバム「T's BEST」を発売。
岡村孝子公式HP
https://okamuratakako.com/

２０１９年4月に「急性骨髄性白血病」と診断され、抗がん剤治療と「臍帯血移植」をして現在に至っています。

２０１８年の12月ぐらいからちょっと疲れやすさは感じていました。健康管理のために定期的にしている血液検査では、普段は６８００前後ある白血球が、このときはおよそ４０００でした。

少なめながらギリギリ正常値だったことで、年末のコンサートの疲れだろうと納得してしまったのです。

最初の異変は翌年2月に家族で行った金沢の兼六園で起きました。**歩いていたら、これまでにないくらいひどく足がつって歩けなくなったのです。**さらに3月、トークイベントで歌う3曲をスタジオでリハーサルしたとき、たった3曲なのに疲れ果てて歌い切れなかった。そこで初めて「これは運動不足とかの問題じゃないな」と思いました。

その後、4月に消化器系内科の定期検診があったのでその結果を聞きに行くと、消化器に問題ないけれど、白血球が２０００を切っていることがわかりました。

再検査をしたらさらに数値が下がったことで血液内科の先生が呼ばれ、再々検査になりました。ＷＴ１という白血病の抗原細胞を調べる検査をして、その翌週に骨髄穿刺で骨髄液を調べた結果、白血病がほぼ確定になり「明後日入院です」と告げられました。

## 「長くステージで歌いたい」から「臍帯血移植」を選択

入院してまず行われたのは、白血病細胞をやっつける抗がん剤治療です。白血球が少ないということは免疫力が低いことなので、医師からは「床に落ちた物を自分で拾わないように」などの注意がありました。その程度でも、菌やウイルスに感染する可能性があるからです。

経過を見ながらいろいろな抗がん剤が使われたようです。そして2クール終わったところで、私の希望が「今後も長くステージで歌うこと」でしたので、この後、「臍帯血移植」を行うことにしました。

**なんとなく覚悟はしていましたけれど、ここからがつらい治療でした。移植のためには白血球をゼロにして、免疫力を100％なくさなければなりません。**

そのために、強い抗がん剤を大量投与するのです。

病室は誰でも自由に出入りができない無菌エリア内。移植をしたら、しばらくは個室のクリーンルームから出られません。ということで、その前に1週間だけ一時帰宅が許されて、その間にしゃぶしゃぶや焼き肉を食べに行きました（笑い）。

ただ、生モノ全般、発酵物、生クリームはダメ。**調理して30分以上たったものもダメという厳しい制限がありました。焼き肉のタレも未開封のマイボトルを持って行ったくらいです。**

一時帰宅から病院に戻ると、移植のための前処置として白血球をゼロにする強い薬を1週間弱投与。その1～2日後に移植となりました。それまでの抗がん剤では一度も吐くことはなかったのに、移植の後は頻繁に嘔吐しました。人生の中であまり経験がなかったので、「吐くって苦しいんだ」と身にしみました。

白血球がゼロの間は口内炎も耳鳴りもありましたし、内出血をしやすいので転んだり、何かにぶつかったりしないように神経を使って過ごさなければなりませんでした。

移植で命を落とす人がいることや、2週間たっても生着（血液細胞が正常に作られること）が見られないと移植失敗と聞き、生着がわかるまではドキドキでした。生着の有無を調べるのに、弱った血管から1日何度も採血をするので、腕がまっ黒になり、「こんなに毎日たくさん血を抜いて、違う病気になりませんか?」と怖いくらいでした。

一番ひどいときはトイレに行くのもしんどかったです。

でも、自分の身の回りのことは自分でしたほうが予後がいいというデータがあるとかで、なるべく自力で頑張りました。その甲斐があってか、幸運にも1週間もかからずに生着が確認され、移植は成功。おかげさまで9月に退院できました。

## 退院した後、なんと6カ所の骨折が判明した

帰宅しても初めは「寝る」と「食べる」しかできなくて、「もうダメなのかな」と思いました。けれど本当に少しずつできることが増えていって、歩けるようになり、ペットボトルが開けられるようにもなって、そのひとつひとつに幸せを感じました。

じつは骨折もしていたんです。骨折といっても高齢者に注意喚起されている「いつの間にか骨折」(笑い)。入院中に背中や腰が痛くて調べたときには見つからなかったものが、退院して整形外科で診てもらったら6カ所も折れていました。それで半年間、コルセットを付けて過ごし、骨粗しょう症の薬を飲み続けていたら、ほぼ治りました。骨粗しょう症の薬は継続中ですけどね。

いまは目の前の一秒、一瞬、一日が本当に尊い。5年ほど寛解状態が続かないとまだまだ安心はできません。だから、**「今日やれることは今日やる」「感謝の気持ちはちゃんと言葉にする」**を実践するようになりました。

コロナは怖いですけれど、与えられたいまを楽しく過ごしていこうと思っています。

愉快な病人⑨

# 東儀秀樹（雅楽師）

## 骨肉腫

## 「余命1年」の診断を盗み聞き「周囲が悲しむだろう」と思い、知らないふりをしていた

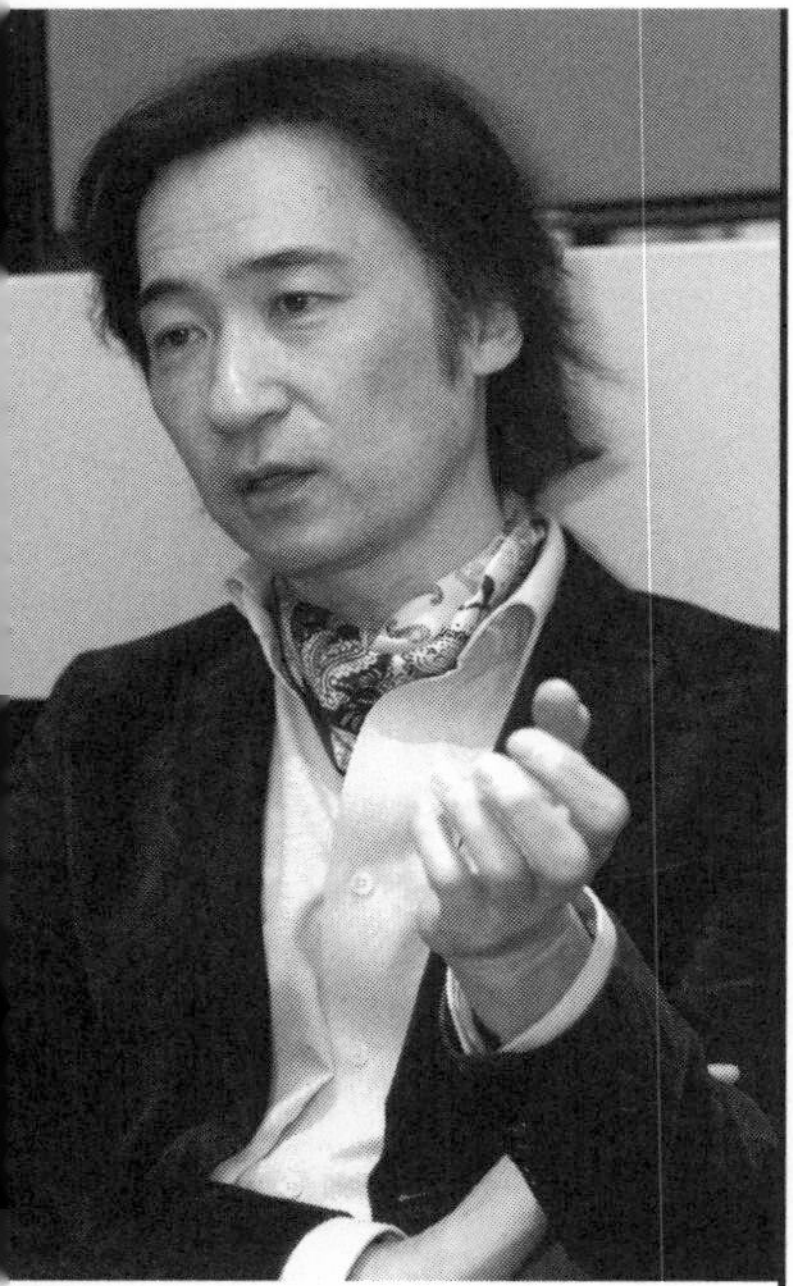

▽とうぎ・ひでき　1959年、東京都生まれ。奈良時代から雅楽を世襲してきた楽家に生まれ、18歳で宮内庁楽部に入る。宮中での演奏の他、海外公演などで国際親善の一翼を担う。96年のアルバムデビュー以来、ジャンルを超えたオリジナル曲が国内外で高い評価を得る。近年は異なる分野のさまざまなアーティストとコラボするなど精力的に活動し、また、SNSにも力を入れ幅広い世代から支持を得ている。

「この若さだと進行も早いので1年ぐらいで命を落とす可能性があります。覚悟してください」

医師が母に、そう話しているのを隠れて聞いたのが25歳のときです。

当時、雅楽師として舞をする日々の中、屈伸をすると左膝が痛むようになって病院に行きました。検査をすると左膝のお皿の中に腫瘍が見つかり、入院してさらに詳しい検査をしたのです。

腫瘍を検査するために、お皿にドリルで穴を開けてほじくり出すという手術が行われました。それはなかなか珍しかったようで、数多くの医師に見守られ、手術の様子を写真に撮られるような事態でした。

その結果、割と大きめの悪性腫瘍と判明したようなのですが、当時は本人へのがん告知はあり得ない時代でした。そのため、家族だけが診察室に呼ばれたわけです。

## 「あと1年ならば、精いっぱい楽しんで生きよう」「ワクワク細胞」を活性化させてがん退治

スピーカーで家族が呼ばれたとき「これは普通じゃないな」と思い、こっそり母親を尾行して盗み聞きをしたのです。

**すると、「悪性です。リンパにのって体中にがんが回った場合は、この若さだと……」と、母親に前述のがん告知がありました。**さらに「左脚の付け根から切断すればば2〜3年は延命できる可能性はあります」という話も聞いてしまいました。

でもなぜか、まったくショックを感じなかったんです。怖くもなかったですし、「なぜ自分が?」という悲観的な思いも一切ありませんでした。「しょうがないな」と自然に現実を受け止められたのです。むしろ「あと1年ならば、その間を精いっぱい堂々と楽しんで生きてやろう」と力が湧いてきました。

**生まれつき「もうダメだ」とは思わず、「ダメな中でも最高のことをすればいい」と考えるタイプなのです。**他人は「プラス思考だね」なんて言いますけど、そんな自覚もないくらい人生にマイナス要素を感じません。

その後、「本当はがんなんでしょ? 何を聞いても平気だから教えて」と言っても、医師も看護師も「ちょっと珍しい病気なだけですよ」と言葉を濁すばかり。でも入院は3週間に及び、その間にどんどんお見舞いの人が増えるんです。遠い親戚まで来るし、しまいにはボクが可愛がっていた猫まで連れてくる始末(笑い)。でも、自分が盗み聞きしたことを知ったら周囲が余計に悲しむだろうと思って、ずっと知らないふりをしていました。

入院中は、病室の花を描いたり、知り合いになった患者さんの顔を漫画風にデフォルメして笑わせたり、お見舞いに来てくれる人を楽しませたくて、いろんなことを考えて面白がっていました。**そうやって楽しいことを濃くしていけば、楽しい人生になるからそれでいいと。**

その一方で、病院では左脚を切る話が進んでいたようです。ただ、日を追うごとに数値が良くなり、どんどん元気になっていくボクの様子を見て、主治医が通院することを条件に退院を提案してくれました。不思議なことに、がんが消えていたのです。結局、ろくに通院しないまま今に至ります（笑い）。

## 脚の切断を免れたのは、病院の医師全員を相手に闘ってくれた主治医のおかげ

入院中の治療や薬は一切なく、治療方針を考えている間に好転して退院できてしまったので、何が良かったのかは不明です。自分としては「ワクワク細胞」のおかげだと思っています（笑い）。「精いっぱい楽しんで生きてやろう」というワクワクした気持ちがワクワク細胞を活性化させ、がんをやっつけた。「病は気から」といわれるように、ワクワク細胞を活性化させるのは自分の意思でしかありませんから。

でも、脚を残してくれたのは、膝の権威といわれる主治医でした。数年してその主治医が亡くなった後に奥さまから聞いた話では、「あのとき主人は、病院の医師全員を敵に回して闘っていました」とのことでした。当時の医療では、あの状況ではなるべく早く脚を切断するのが常識だったのです。残したことで病院の責任を問われることにもなりかねない。だから、その主治医の勇気には本当に感謝しています。

**この膝のがんの他にも、死にかけたことが何度もあります。初めは18歳でのバイク事故。もうひとつは高速道路でトラックに追突された自動車事故。7年前にはバイクで転んで肋骨を7本折りました。**

何度も死のふちから助かると、「それは神様に生かされているのです」と言う人もいるけれど、僕が思うには、こうしたインタビューで語る使命を帯びている気がします。ワクワク細胞のことや、楽しんで生きることのステキさを宣伝するっていうね（笑い）。

その後、膝の手術をしました。今度は原因不明の半月板損傷でした。おかげさまで、また話のタネが増えました。

愉快な病人⑩

# 石蔵文信（心療内科医）

## 前立腺がん・全身がん

## 「死ぬときはがんが一番いい」以前から、そう考えていました

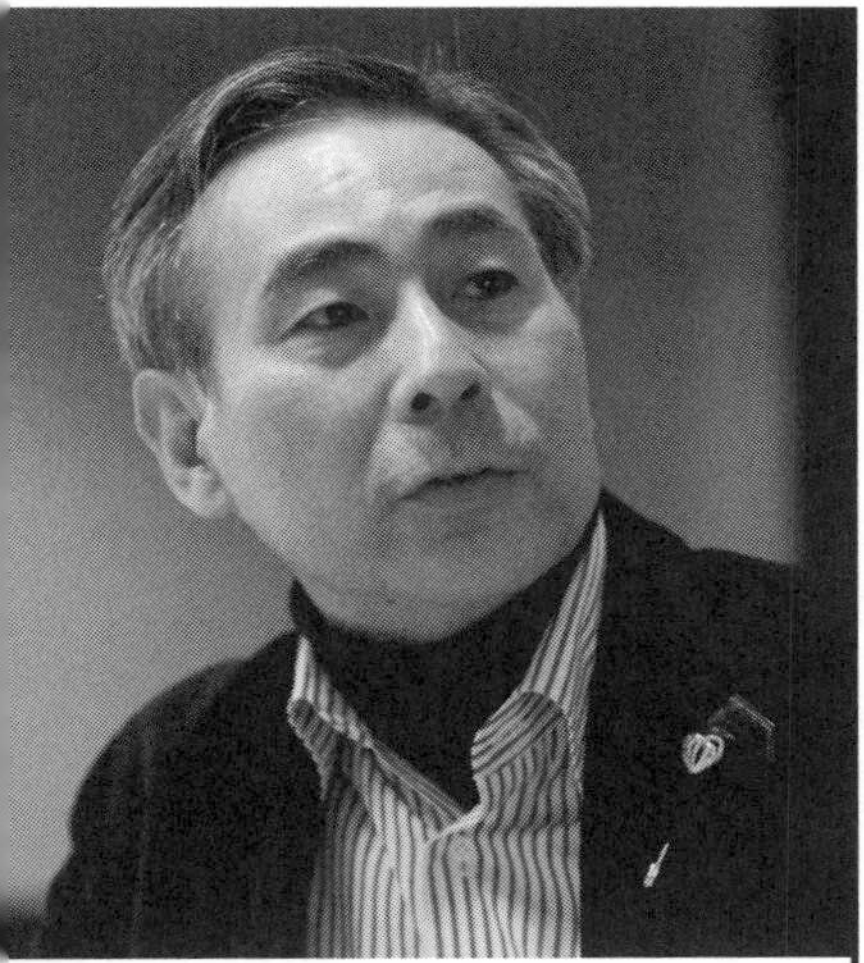

▽いしくら・ふみのぶ　1955年、京都府生まれ。三重大学医学部卒業後、国立循環器病センター医師、大阪警察病院循環器科医長などを経て、大阪樟蔭女子大学教授などを務めた。現在は眼科イシクラクリニック内で男性更年期外来を開設。著書に「妻の病気の9割は夫がつくる」などがあり、「夫源病」の命名者。「男のええ加減料理」の提唱や自転車で発電する「日本原始力発電所協会」の設立など、ユニークな活動でも知られる。

いい感じに日焼けしていて健康そうでしょう？（笑い）。最近、毎週ゴルフに行って、週2回テニスをして、自転車で走ったり、屋上で園芸しているからね。でも、元気でいられるのも2021年いっぱいかなって気はするのです。

体調が悪かったピークは2020年2月でした。だるくて食事がとれなくて、体重が7キロぐらい減りました。講演会もしんどくて、勤務先の病院で検査をしたら「前立腺がん」でした。**それだけだったらまだよかったのですが、すでに全身の骨にがんが転移していることがわかりました。**

総合病院へ行ったけれども、全身がんとなると手術も放射線治療もできません。そこでホルモン治療となりました。

前立腺がんは、男性ホルモンが多いと活気づくので、男性ホルモンを出さないような薬を毎朝飲み、月に1回は脳に作用する注射をします。これも男性ホルモンを出す命令を止める薬です。これらの治療がわりとうまくいって、がんが小さくなり、体調が改善してきたのでテニスやゴルフができているわけです。

## 「データを見るかぎり、前立腺がんだけでは説明がつかない」

ただ、そのちょっと前の診察で前立腺がんの指標であるPSA検査の数値が少し上がってきました。ホルモン治療が限界かもしれないので、抗がん剤か遺伝子的な治療を考えないといけない段階に来ていたようです。

遺伝子的治療の適応があるかどうかを調べているので、次の検診で今後の方針が決まると思います。抗がん剤はいやだけど、一度はやってみるかな、と思っているところです。

２０２０年2月、体調不良の原因がわからなかったときが一番つらかった。僕も医者なので〝マズイもの〟だとは察していました。でも、データを見ても前立腺がんだけでは説明がつかない。それが全身がんだとわかったときは、「ああ、なるほど。この病気ならこのデータになるな」と納得できました。

治療法もだいたいわかるし、最高に具合も悪かったので、冗談抜きで死をすぐそこに感じました。そこで腹をくくってしまったので、体調がよくなってきたいまはラッキーぐらいに思って、わりと吹っ切れています。

**「あと2、3カ月先はわからない」と思いながら1年半生きている心境としては、「命が増えている」という感じ。ありがたいですよね。**

死がまったく怖くないわけではありませんが、僕はがんになる前から「死ぬときはがんが最適」と考えていました。

がんは、人生の終わりまでのプランニングがある程度できるからです。そもそも長生きは絶対にイヤで、70歳ぐらいで死ねるのが理想だと思っていました。あと2、3年先だとすれば68、69歳までなので、まあいい感じかなと思っているんですよ。

**長生きがイヤな理由は認知症になって人格崩壊した姿をさらしたくないからです。**いまはこうして取材を受けても普通の話ができますけれど、そのうちはた迷惑なことを言い出すんです。実際、そういう例をたくさん見てきたからわかるのです。いろんなものがおっくうになって、認知機能も低下して、終活もまともにできなくなりますから。

## 目下、終活中！ がんになったら、好きなことをやればいい

だからいま、僕はどんどん終活しています。物は捨てているし、遺品整理リストも作っています。なにしろ物が多いから、後片付けの負担を軽くしないと家族が大変ですからね。あと、いま診ている患者さんの紹介状も書き始めています。

**いずれ整理しなければ……と思っていたものが、こういうことになったので積極的に整理できるようになるという意味では、がんは悪いことだけではない。じつは、もう葬式の会葬の品も用意してあります。**

５年前に大学教授もやめて、仕事をグッと減らして、いまは孫の世話と終活とスポーツで忙しい。一般に骨に転移していると骨がもろいからスポーツはあまりおすすめされないけれど、前立腺がんは骨がもろくならないタイプの転移をするんですよ。日に当たって運動すると骨が丈夫になるから、僕はがん治療をして調子がよくなってきてから趣味のテニスの回数を増やしたんです。

そうしたら、やり過ぎて右腕がテニスエルボー（肘炎症）になったので、昔少しやったゴルフを始めました。ゴルフは右手をそんなに使わないんでね。

父親ががんだと娘や婿も一緒に回ってくれますし、歩きながらいろんな話もできる（笑い）。すると今度は左手がゴルフエルボーになりました（笑い）。やっと解禁になりましたけどね。

**あと、がんになってよかったことは、お金遣いが少し大胆になること。**80、90歳まで生きるかもしれないと思ったら、どうしてもチマチマするでしょう？　僕はいま、寿司屋で一番いいやつが頼める（笑い）。がんになったら好きなことをすればいいんです。

愉快な病人⑪

# 桑野信義（トランペッター・タレント）

## 直腸がん

## 「いまなら助かりますよね？」無意識に尋ねていました

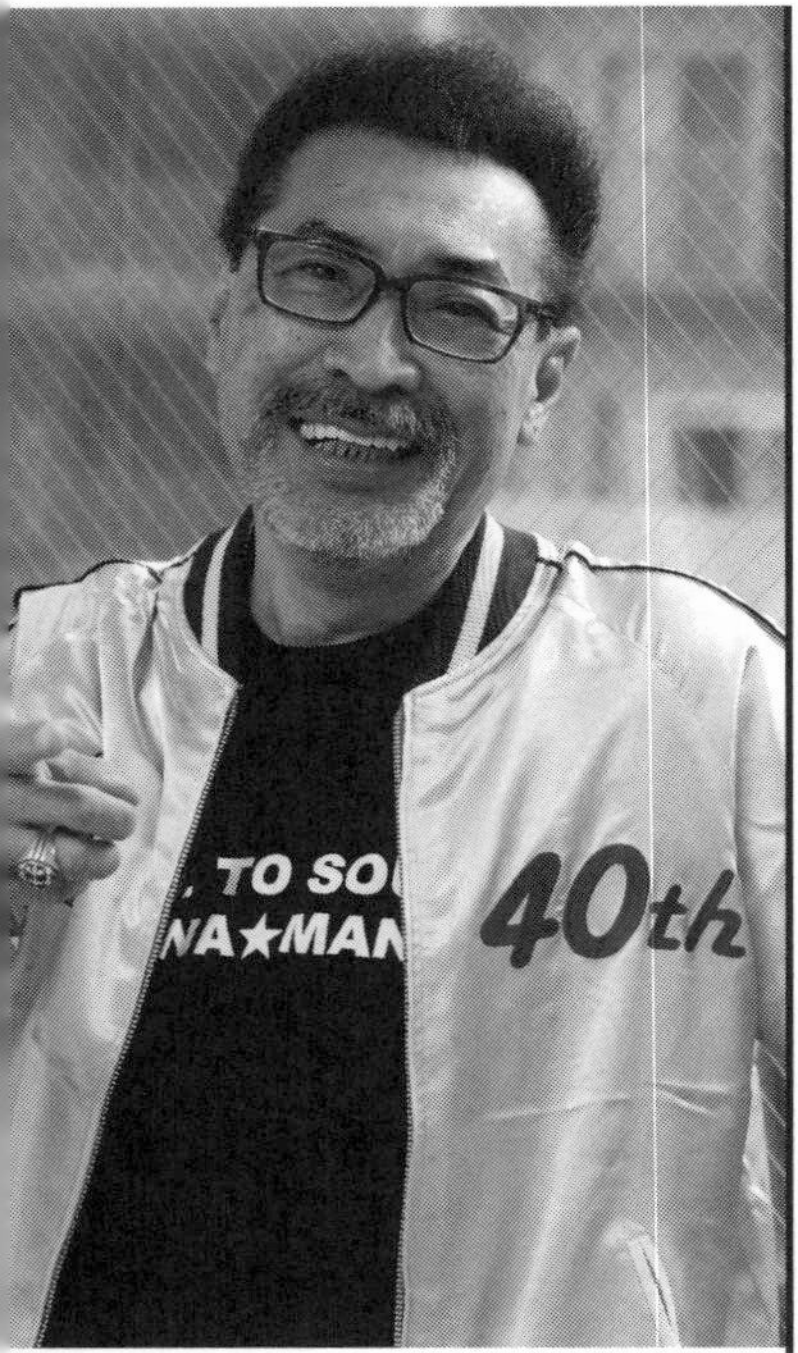


▽くわの・のぶよし　1957年、東京都生まれ。1975年に鈴木雅之らと「シャネルズ」を結成し、トランペッターとして80年に「ランナウェイ」でデビュー。83年に「ラッツ＆スター」に改名し、代表曲に「め組のひと」などがある。80年代後半からバラエティー番組にも出演し、「志村けんのバカ殿様」の爺役でお茶の間の人気者に。息子はミュージシャンのMASA。

2020年秋、検査で「直腸がん」が発覚しました。がん摘出手術をしたのは今年2月。一時はストーマ（人工肛門）になりましたけれど、いまは自前の肛門に戻りました。もともと大酒飲みで、これまでだいたい東京ドーム2杯分ぐらい飲んでたかな（笑い）。しかもなんでもロックで飲むのが好きだったから、夜中に喉が渇いて水をガブガブ飲むわけです。

**必然的にお腹の調子が悪くて、若い頃から便秘と下痢を繰り返していました。そのうち便に血が混じるようになったのです。**でも、すぐに検査には行きませんでした。だって嫁さんにも見せたことない部分を他人に見せるのイヤでしょ……しかもお金を払ってさ。

そうこうしているうちに、仕事にならないくらい常にトイレの心配をするようになりました。仕方なく検査に行くと「ポリープがいくつかある」という結果だったので、内視鏡でササッと切ってもらったのです。

ところが、1つだけ切れないものがありました。それが立派に育った直腸がんだったのです。直径にして3～4センチかな。肛門の道をふさぐほどの大きさで、がんの写真を見せられたとき焦《あせ》りました。そして無意識に「いまなら助かりますよね？」と先生に尋ねていました。

一番気がかりだったのは、2021年4月から始まるシャネルズの「40周年ツアー」です。1年の延期を経てやっとできるので、「ここまでには間に合いたい」という願いとともに治療を始めました。

## 「仮設のストーマ」に安堵《あんど》

**がんは肛門近くにあり、さらに左脚付け根あたりのリンパ節にも転移がありました。つまり人工肛門になるリスクが高かった。**そのリスクを低くするために、まずはがんを小さくするための「XELOX（ゼロックス）療法」という抗がん剤治療をしました。オキサリプラチンという抗がん剤を病院で投与した後、家で3週間ゼローダという薬を毎日服用。そして1週間空けて、またオキサリプラチンから……というサイクルを8回繰り返す治療でした。途中から、がんに栄養を供給する血管を攻撃するための抗がん剤も加わり、副作用にもなんとか耐えていました。

そして4回目が終わったとき、がんが小さくなっていることと転移が広がっていないことがわかったので、いったん手術となったのです。

手術は「ダビンチ」（低侵襲内視鏡ロボット支援手術）で14時間かかりました。気づいたら集中治療室で管だらけ。それより気になったのはストーマの位置でした。

手術前、医師からこう言われていたのです。

「この手術が終わってストーマが左側についていたら一生もの。右側なら仮設です。手術してみなければ、どちらになるかわかりません」

だから目覚めてすぐ看護師さんに聞いて、仮設だとわかったときには安堵しました。

入院中はコロナ禍でお見舞いの人もいないので、看護師さんと話すことが楽しみでした。ストーマ外来の若い女性の先生がストーマのカタログを持ってきてくれて、「どれがいいですか？」「これがいいかな」なんて言っている時間は、まるでデート気分でしたよ（笑い）。

## 「心がダメになる」そう思い、抗がん剤投与を中止

そんな淡い楽しみも1カ月ほどで終わり、退院後には残りの抗がん剤治療が始まりました。これが、手術前にも増してつらいのです。

抗がん剤の副作用を和らげるためのステロイド入りの点滴をしてから投与しているのに、お腹の調子は悪いし、吐き気は止まらない……食事ができない、フラフラで歩けない、気持ちもどん底に沈む。

**「これを続けていたら、がんではなく心がダメになる」と思ったので、ツアー復帰も**

**考慮して抗がん剤治療をやめる決心をしました。**

医師も「8クールやれば絶対に再発・転移しないとは言い切れないし、ここでやめても再発・転移しない人はいる」と言うので、7月まで続くはずだった抗がん剤治療を4月にやめ、その後は食事中心に改善して免疫力を高める生活を始めました。

ストーマを閉じたのはこの2021年5月。3カ月間の仮設肛門でしたけど、僕は「ジュニアちゃん」と呼んで可愛がっていたのでお別れは寂しかったです。ただ、3カ月のブランクは意外と大きくて、すぐに元通りとはいきません。肛門からすれば、「おまえ、勝手に人工肛門にしたくせに、いまさら戻ってきてなんだよ」ってなもんです。肛門の役割がまだ不十分なので、念のためいま（2021年8月）もオムツを着けてリハビリ中です。40周年ツアーに合流できたのは7月でした。ありがたいステージでしたね。1年の延期もある意味、幸運でした。もしも仕事が順調に入っていたら、検査を受けることもなかったですから……。

まだ手先や足先のしびれがあるし、リンパ節を取ったせいか左脚の感覚が鈍くて歩きにくい状態です。**それでもあれこれ気に病まず、いい意味で開き直って生きることにしました。ノンストレス実践中です。**いろいろ不義理していますけど、いま（2021年8月）は自分が一番。「究極の自己中」をお許しください。

愉快な病人⑫

# 木口マリ

（写真家・文筆家）

## 子宮頸がん

## 女性としてのアイデンティティーを
## すべて失う気がしてうろたえました

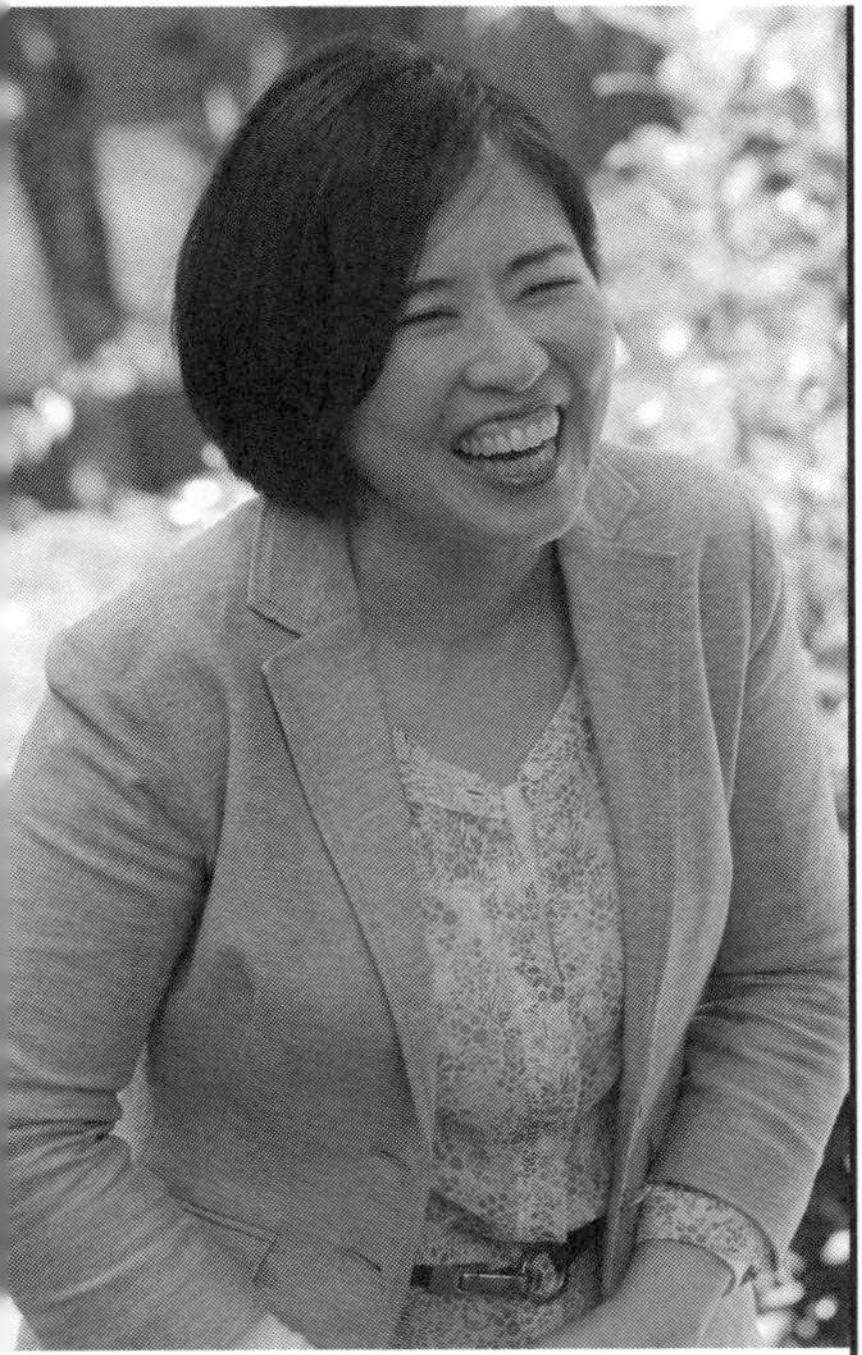

▽きぐち・まり　1975年、埼玉県生まれ。旅、街、いきもの、医療を中心にフリーで活動するフォトグラファー&ライター。2013年に子宮頸がんを患い、一時は人工肛門になる。投稿型ウェブ写真展「がんフォト＊がんストーリー」代表。〈https://www.ganphoto-ganstory.com〉公益財団法人日本対がん協会「がんサバイバー・クラブ」公式サイトで「木口マリの『がんのココロ』」を連載中。

手術しても手術しても、さらなる事態になり続けた1年間（2020年4月現在）でした。トータル4回手術を受けたのです。でも、おかげさまでいまは毎日楽しいですよ（笑い）。**異変は、2012年の不正出血からでした。少量でしたが、回数が増えてきたので翌年1月に産婦人科クリニックを受診しました。**「異常が出ない」と言われながらも2〜3週間おきに検査を受け続け、「結果が出たのですぐ来てください」と電話があったのはなんと5月でした。

電話を切った後、しばし固まりましたが、繰り返す検査の中でなんとなく予想して、「最悪はがん。余命宣告されるかも……」とまで考えました。**でも「たとえあと2カ月と言われたとしても、その時間はこれまでの人生で一番充実した時間になるかも！」**という考えがフワ〜ッと浮かんできて、「それもいいな」と前向きでした。

案の定、「子宮頸がんでした」と言われ、改めて大学病院で検査を受けたところ、子宮頸がんの中でもポピュラーな扁平上皮がんでありながら腫瘤をつくらないで広がるがんだとわかりました。つまり、普通の細胞の顔をしながらじつはがん細胞だというかなり珍しいがんだったのです。最初の手術は「円錐切除術」でした。「どのくらい広がっているかわからないのでかなり大きく取った」と聞きました。

## 「悪い結果です」子宮全摘手術だけでは終わらない状態だった

数日後、結果を聞きに診察室に入ると、先生に開口一番「悪い結果です」と言われました。**しかも私が最悪と予想していた子宮全摘手術を軽く上回り、卵巣、卵管、膣の一部、骨盤内のリンパ節まで全部取る手術になると告げられたのです。**

気が動転しました。がんだけでもショックなのに、女性としてのアイデンティティーをすべて失う気がして言葉も出ないほどうろたえました。でもそこで救われたのは、主治医の先生がとても落ち着いて私をケアしてくれたことです。婦人科のトップを務める先生なのでとても忙しいはずなのに、そこから1時間じっくり説明してくれて、先生のほうから「セカンドオピニオン受けますか？」と聞いてくれたのです。

結果は同じでしたが、そのセカンドオピニオンの結果を「一緒に読みましょう」とその場で開封してくれたのも信頼度アップにつながり、その先生にすべてを任せて7月中旬に手術することにしました。

怖かったです。いろいろな不安が湧いてきて食事が喉を通らなくなりました。でもある日、姉に「怖い」と打ち明けたら「そりゃそうだよ」と言われ、「怖がっていいんだ」と徐々に楽になり、手術を迎える頃には落ち着きを取り戻していました。

手術室にはざっと10人ぐらいの医師や看護師さんがいました。マスクをした麻酔科の先生が妙にカッコイイと思える余裕もあり、目覚めたときにはまったく痛みがないことに驚きました。キズはお腹の中央を縦に20センチほども切っているのに、術後も背中から常時麻酔を入れているので、痛みを感じることはありませんでした。

「大丈夫そうなら残してください」とお願いした左側の卵巣が無事に残ったことを知り、ホッとして「これでもう回復するだけだ」と思いました。

## 腸を1・8メートル切除 そのうえ「人口肛門にしました」と言われ……

ところが、回診に来た先生がまた「悪い結果です」と言うのです。取ったリンパ節の中にがんがあり、進行度も上がってしまったと……。「続いての治療が必要になります」と言われ、抗がん剤治療をすることになりました。

**脱毛、吐き気、激やせ……と悪いイメージしかない抗がん剤に恐れおののく私に、先生はまたじっくり丁寧に説明して不安を一つ一つ取り除いてくれました。**

8月から3週間おきに入院して抗がん剤を点滴すること6回。11月末にやっと治療が終わり、「これ以上はないだろう」と明るい気持ちになっていたのもつかの間、年末にお腹の激痛に襲われ、救急車で病院に逆戻りしました。なんと、術後合併症のひとつ「腸閉塞」になっていたんです。腸が壊死して破裂寸前の絞扼性《こうやくせい》イレウスという危険な状態でした。手術で腸を1・8メートルも切除したそうです。そして、「さすがにもうこれ以上はない」と思った次の瞬間、「人工肛門にしました」と言われたのです。

もう感情が完全にシャットダウンしました。仲良しの看護師さんのジョークにも笑えず、すべてが面倒くさくなって誰にも会いたくなくなりました。でも、婦人科の先生が病室に来てくれて、「（命が無事で）本当によかったよ」と握手してくれたときの手のぬくもりと力強さが薬となって、手術から5日目の朝にパチンとスイッチが入ったように立ち直ったんです。突然、「まあ、いいか」みたいになって（笑い）。

約半年間の人工肛門生活でした。初めこそショックでしたが、お腹からニョキッと出る小腸のそれは動きが激しくて、見ているとまるで踊っているみたいで楽しくなるんです。**命を守ってくれた腸だと思うとなおのことといとおしくて、2014年5月に閉じることになったときは、むしろ残したいと思ったくらい。**でも、あるべき場所へ帰るのが腸の幸せだと思ってさようならしました（笑い）。病気をしてから「無駄なことをしている時間はない」と思うようになり、仕事も遊びも「やる意味がある」と思えることだけするようになりました。また、病人や障がい者の方々を「かわいそう」ではなく、「すごい経験をしている人」と思えるようになりました。

愉快な病人⑬

# 菅原 進

（歌手・ビリー・バンバン）

## 盲腸がん

## おじさんが子供みたいに泣くんですから きっと看護師さんに笑われていたんだろうな

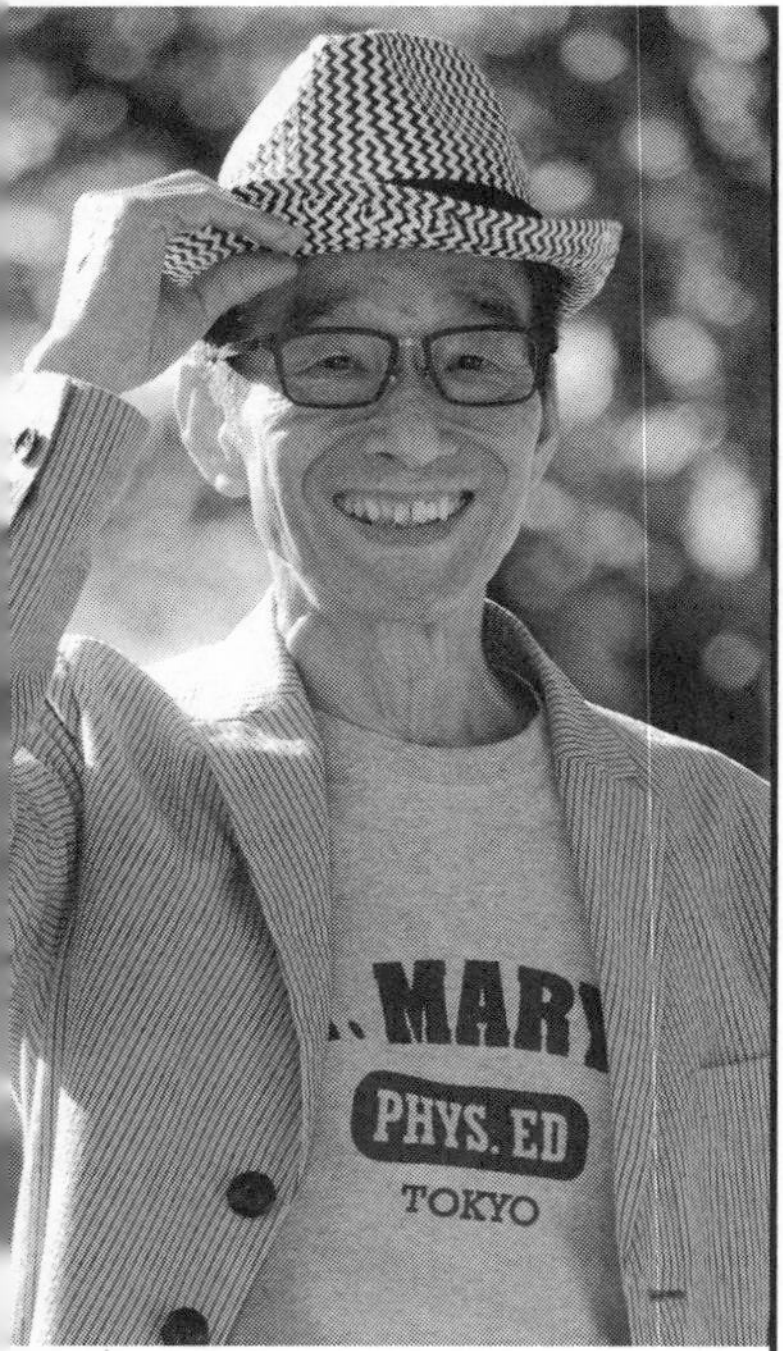


▽すがわら・すすむ 1947年、東京都生まれ。「白いブランコ」「また君に恋してる」などのヒット曲で知られる兄弟デュオ「ビリー・バンバン」の弟。ソロ活動では「いいちこ」などのCM曲も多数手がける。YouTube「ビリーバンバン菅原進チャンネル」でもアニソンをカバーするなど精力的に活動中。「うっせぇわ」をカバーして100万再生を超えた。https://youtu.be/cgUGXafkd2c

入院の日の午前中までレコーディングでした。意識したつもりはありませんが、あとから聞くと「これが最後かもしれないと思っていたのかな」と思うほど詞の世界に入り込んでいて、すごく丁寧に歌っていることがわかります。曲名も「運命が二度あるなら」という歌で、まさに運命を感じました。

あの日は、「これが終わったら入院」という不安がありつつも「よし！　もう先生に任せるしかない」というスッキリとした覚悟もあって、いつもより集中できてとってもいい感じのレコーディングでした。

手術したのは大腸がんの中の「盲腸がん」です。**発見されにくいがんですが、僕はもともと糖尿病持ちで、毎月、血液検査をしていました。そこで少し数値に異常があって内視鏡検査をしたら、しこりが見つかったのです。**後日、医師から「ステージⅡだけど、心配だからお腹を開けて取りましょう」と言われて、開けてみたらステージⅢだったそうです。

手術は、２〜3時間でした。切ったのはヘソの下あたり15センチほど。麻酔から覚めてすぐは、すごく痛くて、「痛いよー！　おかぁちゃん」って泣いたくらい。おかげさまで痛みは半日ぐらいで引きましたが、66歳のおじさんが子供みたいに泣くんですから、きっと看護師さんたちに笑われてたろうな（笑い）。

10日間ほどで退院したのですが、何がツラかったって〝夜9時消灯〟です。普段は昼ごろ起きて、寝るのは朝方3～4時ですから、9時に電気を消されたってぜんぜん眠れません。音楽をイヤホンで聴きたくてもシャカシャカ音が漏れてしまうから周りにご迷惑でしょう？　おまけに病院の食事は少ないから、腹がへって余計に眠れない……。入院中はそれとの戦い。手術よりツラかった。

## 免疫力が弱くなってしまうことが心配だから抗がん剤治療は受けていない

じつは僕、抗がん剤治療はしていないんです。がんのステージⅢともなると、リンパ節から他の臓器に転移の可能性があるから、医師からは勧められたんですが、前々から抗がん剤には疑問があって断ったんです。

抗がん剤は、がんもやっつけるけど、いいところも壊してしまうって聞いていたから、なんとなく納得できなくてね。免疫力が弱くなってしまうことも心配で。それで、まぁ、民間療法というか、自分が納得した方法を続けているんです。

おかげさまで7年経ちましたが、転移もなく順調です。でも、やっぱり月1回の血液検査の前は毎回心配でたまらないんです。

**だから、結果が変わっていないと、うれしくてうれしくて、ついつい祝杯を挙げちゃうんです。CM曲を担当しているからじゃないですけど、「いいちこ」で（笑い）。**

毎回心配して毎回祝杯、それをいつも繰り返して現在に至っています。

病気をして変わったことといえば、やっぱり食事でしょうか。

外食は控えて、塩分、糖分は少なめに、ご飯は玄米です。糖尿病があるので薄味に努めていて、仕事の現場で出るお弁当は味が濃いから、お湯で洗いながら食べています。医師からは1日の摂取カロリーは1300キロカロリーと言われていますが、その辺はアバウトに、食うときは食って、食わないときもつくるという感じでやっています。

酒量も医師からは「ほどほどに」と言われていますが、ちょっと飲み過ぎる傾向があります。ですから、飲んだ後、1週間は禁酒しています。でも、4～5日ぐらいでまた飲んじゃうかな（笑い）。

## 「検診を年に1回やっておけばよかった」と、手術の後に反省しました

病気をして一番言いたいことは「内視鏡や胃カメラの検診を年に1回はやったほうがいい」ということです。みんな検診を面倒くさいとか怖がって先送りするけれど、

2～3年ほったらかすとポリープ程度じゃ済まなくて、がんになってしまうこともあるんです。

そうなったときは、検診の怖さの何倍、何十倍です。僕も内視鏡検査を何年もやらずにいたので、「年に1回やっていればよかった」とすごく反省しました。だからいま、みなさんに声を大にして言いたいのです。

**ただ、病気になってみてわかったこともあります。それは「人の思いやり」です。元気なときには感じにくかった周りの人の気遣いに感謝が多くなりました。**

病気のことは、母親には話しませんでした。母は2016年に他界したので、今頃「なんだ、進はがんだったのか」と気づいたんじゃないかな。96歳でしたが、病気もせずに元気で明るく、誰にも迷惑を掛けずに、ある日家でバタンと倒れて、お手伝いさんが振り向いたら、グーグーいびきをかいて寝ていてそのまま……。

理想的な最期でしょう？　僕も母のように最期まで元気で〝笑って終わりたい〟と思います。

愉快な病人⑭

# 田上 明

（元プロレスラー・ステーキ居酒屋「チャンプ」店主）

胃がん

## 酒が飲めなくなるのか……
## やっぱりそれが一番心配だった

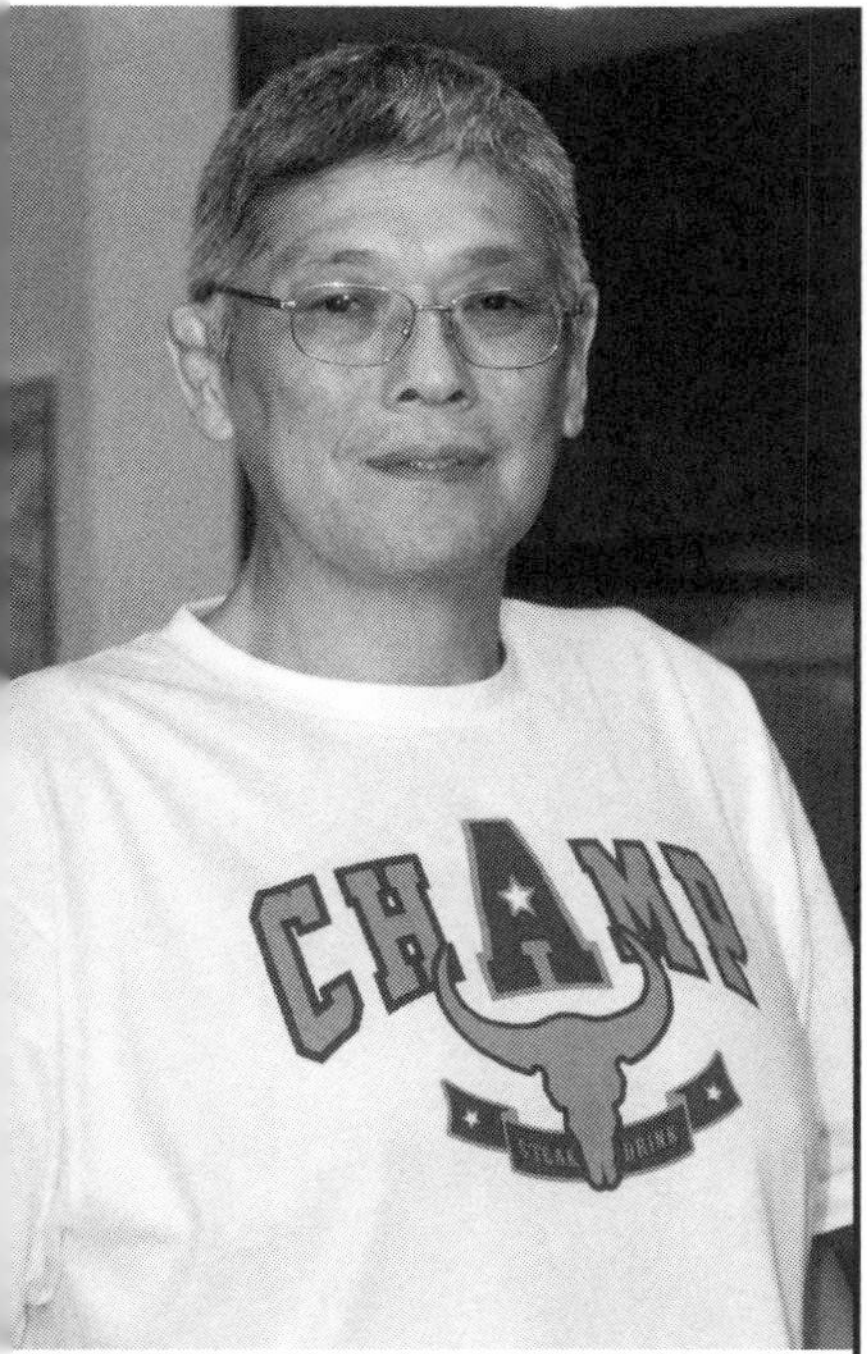


▽たうえ・あきら　1961年、埼玉県生まれ。高校3年生で相撲部屋に入門。玉麒麟のしこ名で西十両6枚目まで昇進したが、87年に廃業。同年プロレスラーに転向し、全日本プロレスでトップレスラーのひとりとして活躍した。2000年にプロレスリング・ノアに移籍し、09年には同代表取締役社長に就任。13年の現役引退後は社長業に専念した。17年に退任し、現在は茨城県つくば市で「ステーキ居酒屋チャンプ」を経営している。

「胃がんです。全摘がおすすめです」ってサラッと言うんだよ。それを聞いたときはショックでガーン！　だったね。「全摘？　ウソだろ。冗談言ってるんじゃないかこの医者……」って思ったけど、できた場所が悪かったみたい。がんのステージはIとIIの間ぐらいだったけど、胃の真ん中にあったもんだから全摘になったんだ。

**あれは2018年の3月だったな。夜、友人の家で気持ちよく飲んでいたときにめまいがして倒れちゃったんだよ。でも、自分では「飲み過ぎかな」ぐらいにしか考えていなかったから、その翌日の夜も別の友人宅に飲みに行って、また倒れちゃった。**

カミサンに「今度倒れたら医者行かなきゃダメだよ」って言われた翌朝、意識不明で救急車で運ばれたの。カミサンいわく、俺の顔、真っ青だったって。

どうやら胃に穴が開いていて、そこから大量出血していたらしい。血圧なんか上が60（㎜Hg）、下が40という状態だったから出血性ショック死の可能性もあったみたい。

じつは現役時代から「心房細動」っていう不整脈の持病があって、血液サラサラの薬を飲んでいたから、なかなか血が止まらなかったんだ。結局、輸血を2リットルぐらいしてなんとか助かった。でもって、その後の検査で胃がんが見つかったというわけ。

酒とたばこ、暴食に加えて不規則な生活を好きなだけしてきただけに「俺が胃がんで全摘か……」としみじみ思ったね。一番心配だったのはやっぱり「酒が飲めなくなるのかな」ということ。主治医には「たしなむ程度なら」と言われたけど、ちょっと〝脅し〟を入れながら聞いちゃったから、無理やり言わせた感じ（笑い）。**おかげさまでいまも酒、たばこはがんがんやってます。少し量は減ったけどね。**

それまでケガで入院はあっても内臓の手術なんかしたことなかったから、手術前は「嫌だな」と思ったよ。でも実際は手術後のほうが大変だった。食えないんだよ。ちょっと食ったら苦しくなっちゃうし、よく嚙んで少しずつ食わないといけないから時間がかかるし。体重なんか110キロぐらいあったのに、95キロまで落ちちまった。

## 昔はステーキを1ポンド、いまはやっと3切れ

1カ月弱入院して退院するとき、すごくラーメンが食いたかったけど、病院から「いつぐらいになったらこれは食べてもOK」っていう目安が書いてある紙をもらっていて、それによるとラーメンは半年から1年後だったんだ。悔しいけど、苦しい思いはしたくないからなるべくその紙に沿って消化のいいものから食べていったよ。**消化に悪いものは苦しくなるから、あんまりイイものは食わなくなったな。**ステーキなんか昔は1ポンド（約450グラム）ぐらい平気で食ってたけど、いまは3切れ

がいいとこ。150グラムも無理だね。すっかり粗食になったよ。

あと、最近になって後遺症が出て、けいれんを起こして救急車で運ばれちゃったんだ。原因は低血糖。目がチカチカしてやたらガクガク震えるんだよ。

カミサンが救急車を呼んだとき、俺は台所で立って作業をしていたんだけど、水道が出しっぱなしで目の焦点が合ってなくて、ガクガクしながら料理してたって。カミサンが「大丈夫?」と声をかけたら、「大丈夫だ」と答えたらしいんだけど、これは危ないと思って救急車を呼んでくれたんだ。

## 「不摂生はするもんじゃない」病気の体験からそれを学んだ

昔、ジャイアント馬場さんが低血糖になった姿を見ていたから、自分でも低血糖の症状だとなんとなくわかった。でも、「糖尿病でもないのにどういうこと?」って疑問だった。

**医者によると、胃を全摘した人は低血糖症状を起こすことがあるそうで、すぐに出る人と数年後に出る人がいて、俺は3年後だったんだな。**

いまは、がんを治療した病院に半年に1回のペースで通って消化剤を出してもらい、不整脈の病院には2カ月に1回、薬をもらいに行ってる。じつは不整脈だけじゃなく、高血圧と痛風の持病もずっとあって薬を飲んでいるから、朝4錠、昼1錠、夜2錠が日課。けっこう面倒よ。

病気から学んだことは「不摂生はするもんじゃない」ということ。若い頃は体を酷使していたし、酒とたばこはやり放題、趣味のバイクや釣り、日本刀のコレクションにも大金を使って、健康のことなんて考えていなかったからね。いまはもうほとんど処分しちゃって、残っているのは釣り道具用につくった釣り部屋だけ。もう釣りにも行かなくなったから、娘が「あの部屋ほしい」って狙ってるよ（笑い）。

すっかり体がひ弱になっちゃったのが情けないね。昔は4月にはもう半袖だったけど、すっかり寒がりになった。体調は普通だけど何をするわけでもないし、先のことも考えない。

毎日肉の仕込みをして店の隅の席で酒飲んで、たばこ吸ってるだけよ。唯一楽しみなのは、孫の成長を毎日見ること。いま1歳7カ月。「美芙流」と書いて「ミハル」と読むんだよ。昔の暴走族の当て字みたいだろ（笑い）。

愉快な病人⑮

# 小笠原早紀

（声優）

## 舌がん

## 手術後は「声のプロ」としての滑舌や発音を取り戻すことが大変でした

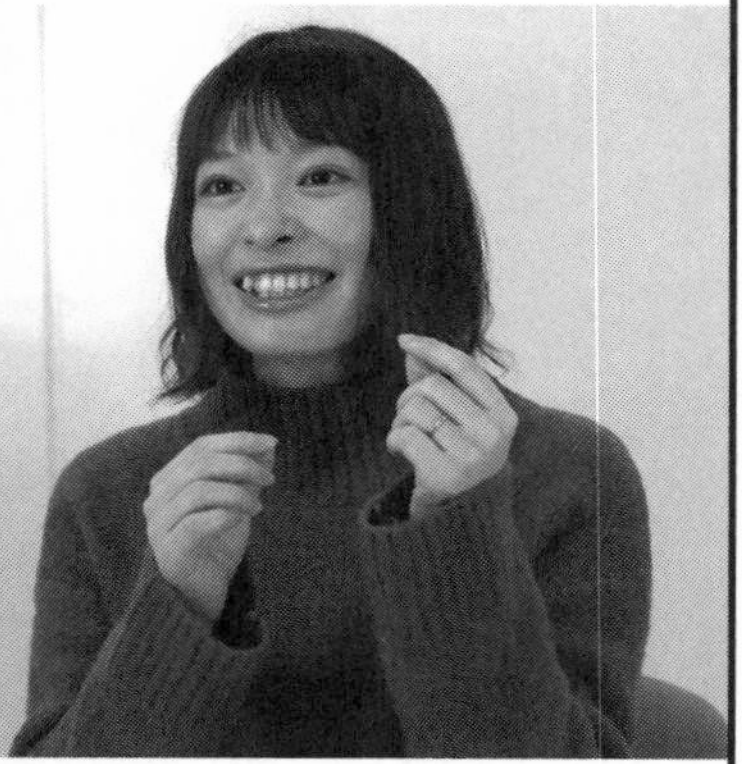

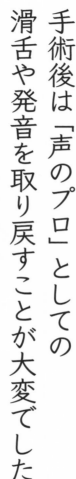

▽おがさわら・さき　青森県生まれ。2007年に新人発掘オーディションに合格し声優デビュー。テレビアニメ、ゲームアニメを中心に劇場アニメ、Webアニメなどでも活躍している。代表作は「魔法科高校の劣等生」の中条あずさ役、「僕のヒーローアカデミア」の拳藤一佳役、「アイドルマスターミリオンライブ！」野々原茜役など。

２０１９年５月、手術で舌の左脇を長さ６センチほど切除しました。ちょうど小指１本分ぐらい失った感じです。それでもいまもこうして声優のお仕事ができています。早期発見ができて本当によかったと思います。

**異変は２０１９年３月でした。朝からスタジオに缶詰めになって仕事をした翌日、舌の左側に口内炎ができたのです。**真ん中よりすこし舌先寄りのちょうど歯が当たる場所でした。ほっぺた側にはよく口内炎ができるほうだったのですが、舌にできたのは初めてでした。痛くてしゃべりにくいので、早く治そうと市販の口内炎の薬を塗っていたのですが、１週間経っても治る気配がなく、近くの総合病院の口腔外科を受診しました。

塗り薬を処方され、１週間後にもう一度行くと、「なんか大きくなってない？」と先生が心配し始め、大学病院を紹介されました。

ちょうどその頃、堀ちえみさんが舌がんを公表された後で、日々ニュースの話題になっていたんです。自分でもちょっと心配になって、舌がんについて調べ始めていました。

大学病院では、患部を綿棒などでこすって細胞を調べる検査があり、その後に一部の組織を切って調べる生体検査となりました。

## 「残念ながら、がんです」
## がん告知そのものにはショックを感じなかったものの……

いよいよ「あまり良いものではなさそうだ」と思い始めた3月末、生検を受けると傷が腫れ痛くてしゃべれなくなり、ようやく所属事務所に事の次第を報告しました。

4月初めに生検の結果が出て、「残念ながら、がんです」と告げられました。ただステージ1だったことと、何となく察しがついていたので、がん告知そのものはショックではなかったです。それより「お仕事どうしよう……」という思いで頭がいっぱいでした。

4月末に大きな企画が進行していたので、「このお仕事をやるにはどうしたらいいか」を事務所とイベントの主宰者さまと主治医も巻き込んで調整しました。

結果、経過観察や経口服用する抗がん剤などをいただきながら、5月20日まで入院を延ばしてもらい、それまでにできる限りのお仕事をして手術に臨んだのです。

手術は入院の翌日でした。舌が、声が、喉が、どうなるのかわからないので眠れなかったですね。じつは手術を決断するまですごく悩みまして、事務所の人たちみんなに一緒に考えてもらったんです。

治療法は手術か放射線の二択。手術のデメリットは舌の形が変わってしゃべりにくくなること。放射線の場合は、歯や骨がもろくなること、声帯へ影響が出る可能性、唾液が出にくくなって長くしゃべりづらくなること……でした。**検討する中で、「舌は筋肉だからしゃべりにくいのは鍛えれば何とかなるかも」という意見にだんだん固まっていって、「じゃ、手術で」って感じで決めました**（笑い）。

全身麻酔で3～4時間の手術だったと思います。切ったところは、体に吸収されるというシートがペタッと貼られているだけでした。もちろん麻酔が切れかけると脈のリズムでズンズンガンガン痛みがきて、痛み止めなしではいられません。ただ、その山を越えると舌には何も当たらないので快適でした。

## 予想以上に深かったがん！ 計20回以上の放射線治療も

術後1週間は鼻からチューブで液体ご飯を体に入れ、次の1週間で徐々に口からご飯……という流れでした。

舌の形が変わったので水を飲んだり嚙んだりも、以前のようにはできませんでした。幸いにも声質は変わらず、滑舌も入院中のリハビリで日常生活に困らない程度にはなりました。でも、大変だったのは、そこからプロの声優としての滑舌や発音を取り戻すことでした。

しかも、手術をしたら、予想以上にがんが深かったため退院後は放射線治療も行ったのです。2～3日置きに計20回以上、治療に通いました。声帯への影響がないように顔の外からではなく、舌に直接照射という手段を取ってくださいました。舌を思いっきり右側に引っ張られながら、照射口をくわえるわけですから、毎回すごい形相でしたけど（笑い）。

お仕事復帰までは、遠い道のりでした。どうしても「サシスセソ」や「チャチュチョ」が言えなくて、あまりのできなさに、同業者の活躍を見るのがつらくて、モンモンとした時期もありました。

舌が固まって動かしにくいのと、キズのあるほうに寄ってしまって、真っすぐにするのが難しいのです。巻き舌はもちろん、舌を上顎に付けることすらできなくて焦りました。でも、とてもいいボイストレーナーに偶然出会って、「新しい舌のセンターを見つけよう！」と一緒に試行錯誤してくださったおかげで、半年かけて巻き舌ができるまでになりました。

病気は、声優というお仕事をより真剣に考えるきっかけになりました。まだまだこれから頑張ります。

愉快な病人⑯

# 鈴木康友

（元プロ野球選手・野球評論家）

## 骨髄異形成症候群

## 胸に込み上げてきたのは「またユニホームを着てグラウンドに戻りたい」という思いでした

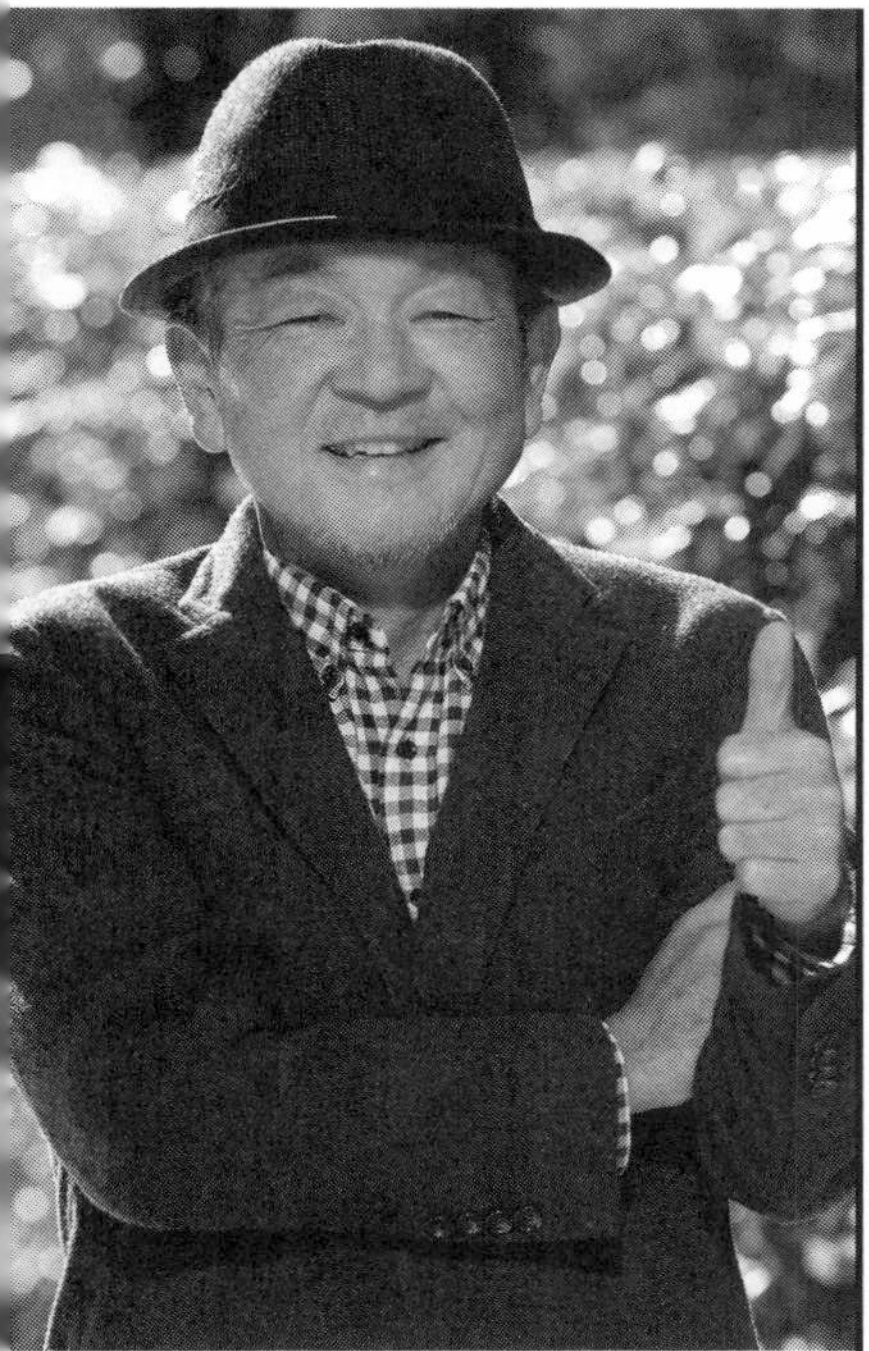

▽すずき・やすとも　1959年、奈良県生まれ。天理高校卒業後、1978年に内野手として巨人に入団。西武、中日、再び西武と渡り歩き、92年に現役を引退した。その後、西武、巨人、オリックス、楽天の一軍コーチなどを務め、2017年には独立リーグの四国アイランドリーグplus「徳島インディゴソックス」のコーチに就任して優勝を果たす。現在は長男の母校である立教新座高校野球部非常勤コーチを務めつつ野球評論家として活動。2021年、聖火ランナーとして奈良県を走った。

「やばい、神ってる！　その日は私の大好きなミスチル桜井さんの誕生日！」

そんな娘のひと言が僕の不安を一瞬で取り除きました。3月8日は、僕が臍帯血移植を受けた日です。一般的に移植手術をした日は「第2の誕生日」と呼ばれます。**実際、血液型がO型からA型に変わりましたから、とても不思議な気持ちでした。自分の体に60年間生きてきた血液とは違う血が流れている。**

**自分の命があるのは、いまも日本のどこかで元気に育っているお子さんの造血幹細胞のおかげです。**その子とお母さんをつなげていた「へその緒」（臍帯血）に僕は命をつないでもらったのです。元気になればなるほど、恩返しのためにも大切に生きなければいけないという思いが強くなっています。

体調の異変に気付いたのは2017年の夏でした。当時、僕は東京に家族を残し、単身赴任で四国アイランドリーグの徳島インディゴソックスでコーチをしていました。前期優勝を果たし、後期に向けて準備をしていたとき、急に体のだるさに襲われたのです。何もしたくないほど体が重く、ノックも10本ほどで息が切れてしまう。

そんなとき、東京から妻がやって来て、一緒に出掛けた先の階段で息が切れて途中で上れなくなってしまった。妻があのときいなければ、もしかすると病気を放置して命がなかったかもしれません。彼女が受診を強く勧めてくれたおかげで命拾いしました。

## 「えっ？　血液のがん？」頭の中が真っ白に……

その2週間後に病院で血液検査を受けたら「ヘモグロビン4・0。よく立っていられますね」と言われて、その場で輸血となりました。極端な貧血状態でした。医師からは「精密検査をしないとわかりませんが、**骨髄異形成症候群か、急性白血病か、再生不良性貧血の可能性が高いです」と言われました。**翌日すぐに東京に帰り、紹介状を書いてもらった大学病院で検査を受けて判明したのが「骨髄異形成症候群」。造血幹細胞の異常によって血液が正常に造られなくなる病気です。治療法はいくつかあるけれど、完治には造血幹細胞移植しかないとのことでした。

「え？　血液のがん？」

頭の中が真っ白になりました。念のためにセカンドオピニオンを受けたのが虎の門病院でした。白血病の症例数に加え、造血幹細胞移植の症例が多かったので、そちらで移植をお願いすることにしました。

入院は2018年2月半ば。告知から入院までの約半年間は徳島と東京を往復し、10日に1回ほどのペースで輸血をしながら、できる限りコーチを続けました。

何しろ、移植をしても完治できるのは5割の確率。少しでも長くグラウンドに居たい。胸に込み上げてきたのは「またユニホームを着てグラウンドに戻りたい。40年間、野球をしてきたこの経験や技術を若い指導者に伝えたい、残したい。このままでは死ねない」という思いでした。医師によると、10人が移植を受けて7人が退院するけれど、2年以内に2人は再発や感染症などで命を落としてしまうそうです。

## いつも冷静な息子、プラス思考の娘が妻を支えてくれた

移植そのものは臍帯血に存在する造血幹細胞を点滴するだけなので、切ったり縫ったりはしません。移植1週間前から抗がん剤による前処置が始まり、徐々に白血球を減らしていき、移植直前に強い薬で完全にゼロにするんです。そして「移植」を受けました。そこからの3週間が一番きつかった。38度を超える発熱、脱毛、味覚が変わってしまって何もかもまずい。吐き気で何も食べられないから体重も激減して……。ただ、妻がむいてくれるリンゴとバナナだけは味が変わらなかったので、あれには助けられました。

造血幹細胞が骨髄で生着して新たな血を造り始めるまでは約3週間。その前後を含めて2カ月は無菌室で過ごし、退院まではトータル4カ月かかりました。

待ちに待った退院。でもそこからは家族のほうが大変でした。数カ月間は抵抗力がゼロなので、箸や茶碗といった食器はすべて熱湯消毒。エアコン、カーテン、じゅうたんに至るまでカビや細菌、ウイルスを除去しての生活です。**パニックになりそうな妻を僕の代わりに励まし支えてくれたのは、落ち着いていていつも冷静な息子と、前向きでプラス思考の娘でした。**本当に頼りになりました。

移植の話が出たときから、医師に「家族の協力なくしてはできない治療だ」と言われていたので覚悟はしていましたが、本当にしんどかった。でも家族がそれぞれの役割を果たし、一丸となって乗り越えることができました。移植を受けてから「命の貴さ」や「自分にできることは何か」を考えるようになりました。

**僕の命を救ってくれたのは２０１６年10月に生まれた男の子の赤ちゃんです。中部臍帯血センターから送られてきたという以外、お互いの情報は知らされていませんが、**いつかまたユニホームを着てグラウンドに立てたら、ご両親へも恩返しになるかな……。いまや日本は２人に１人ががんを患う時代です。僕のように比較的若くして病気になられた方は、闘病しながら今後の仕事に不安を抱いていると思います。

僕が元気になって仕事復帰することで、病気と闘う人たちが未来に希望を持っていただけたらうれしいなと、勝手に思っています。

愉快な病人⑰

# 音々
（歌手）

## 脳腫瘍

# 「10日以内に手術しないと命の保証はできない。成功率は10万人に2人」と言われ……

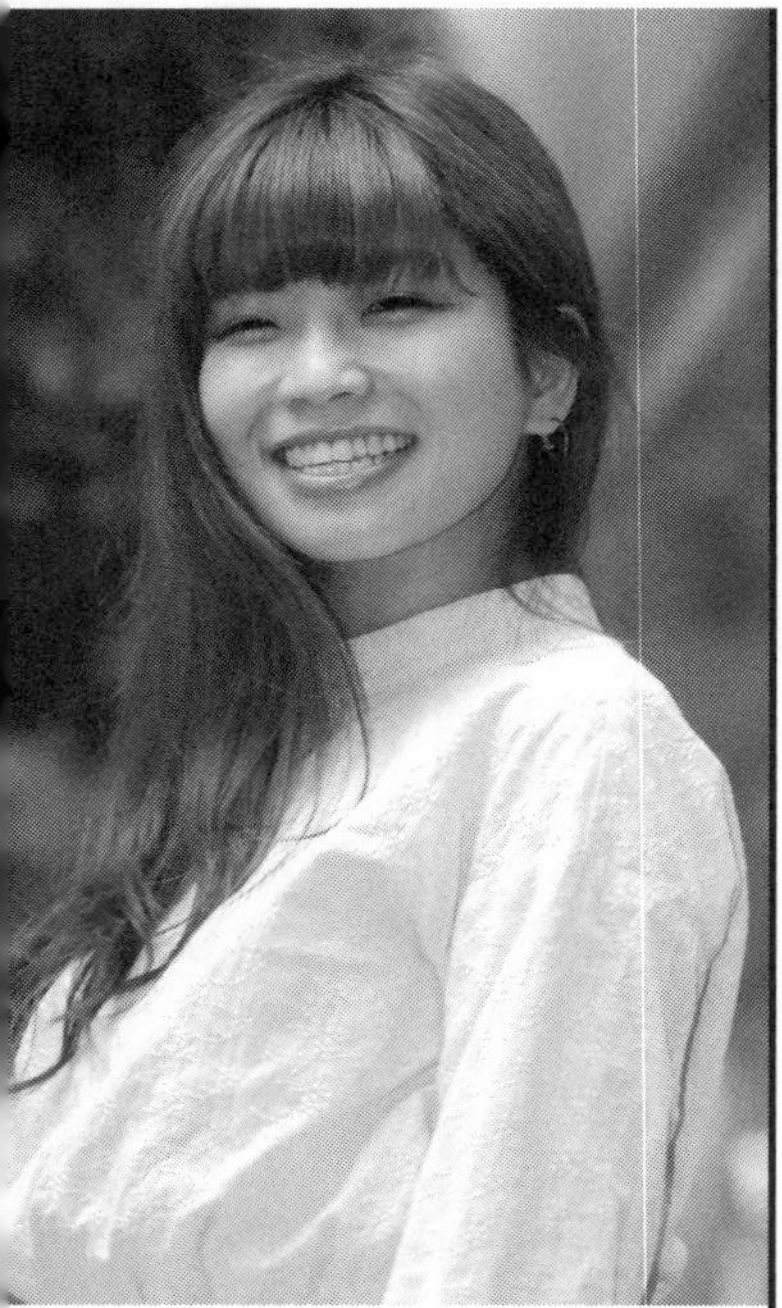

▽ねね　1983年、愛知県生まれ、東京都育ち。ミュージシャンの父の下5人姉弟の長女として生まれる。1999年から音楽活動を始め、2011年から日本語鍵盤ロックバンド「THE ROARatUS（ザ・ロアータス）」のボーカルを務める。5人姉弟全員が、それぞれで歌手として活躍がみえ始めたことを機に、音々自身が代表を務める個人事務所を設立。自身、妹弟、父を“まとめ売り”する“家族アーティスト集団「あらかわ家」”を結成。2019年には「あらかわ家」としてWARE MUSICより音源リリース、ABEMA TVにて家族ドキュメント番組が1クール放送されるなど注目を集めている。
https://www.arakawaya.info

２０１６年12月20日、渋谷のライブハウスで家族が「あらかわ家」としてワンマンライブを行っていました。そのとき、私はＨＣＵ（高度治療室）で酸素ボンベや点滴や心電図の線につながれたまま「タクシーを呼んで！」と大騒ぎして、揚げ句ベッドに縛り付けられました。前日に脳の手術をしたばかりなのですから、無理ですよね。でも、何が何でも会場に行きたくて……。

**その半年ぐらい前から、右脚の膝から下に痺れを感じ始めていましたが、「夏のライブでスライディングしたせいだな」と思っていました。**私、ロックシンガーなので、たまにステージ上で派手なパフォーマンスをするんです。

でも11月の後半、口の半分にも痺れを感じて、ものが食べにくくなりました。近所の内科を受診したのは忘れもしない12月10日。そこから大学病院を紹介され、１週間後に行くことになりました。

しかし何かを感じたのか、夫が「１週間後じゃ遅い」と判断し、少し遠い脳神経外科を探して、その日のうちに車で連れていってくれました。

診てくれた医師に「脚と顔の痺れのほかに何か変わったことはありませんか？」と聞かれたので、「そういえば最近毎日しゃっくりが出ます。特に食事の後なんかに」と答えたら、「それはＭＲＩを撮ったほうがいい」となったんです。

しゃっくりとＭＲＩの関連がわからないまま、すぐに紹介された池袋の画像検査専門のクリニックに向かい、ＭＲＩを撮りました。**翌朝、脳神経外科に行くと画像が届いていて、「大きな脳腫瘍が見つかりました」と言われたのです。**

## 「10日以内に手術をしないと命の保証はできません」

腫瘍は良性だったのですが、できた場所が延髄という脳の最下部、首の後ろ付け根辺りで、いろんな神経が集まる場所でした。

痺れはもちろん、しゃっくりの原因も腫瘍のせいだったようです。私の場合、腫瘍が少しだけ左側に寄っていたのでセーフでしたが、大きさ的には呼吸器を塞ぎかねないほどで、寝ている間に息が止まって、朝亡くなって発見されるケースもあると聞きました。

医師からは「10日以内に手術しないと命の保証はできません。手術の成功率は10万人に２人。手術をしても半身不随の可能性があるので覚悟してください」と言われました。でも、元気だったので事の重大さをまったく理解できませんでした。

「20日のライブに絶対出る！」と医師に強く言い張ると、家族全員が病院に呼ばれて親族会議になりました。私は「良性の腫瘍なんて外にあればイボ。手術はライブ後に受ける」と抵抗したのですが、母親に「生きていてほしい。生きていればライブはいくらでもできるんだから」と諭されて、手術にしぶしぶ同意させられました。しかも、手術はライブ前日。脳神経外科を受診してから10日以内に本当に手術することになったのです。

**手術前に「会いたい人には会っておくように」と3日間家で過ごしました。**私と母親と妹3人は気丈でしたが、父親と弟は号泣です。「こんなとき、女は強いな」と思いました（笑い）。

手術は8時間という長丁場でした。後頭部の頭蓋骨を2つ外し、腫瘍の摘出は成功。ただ骨の1つは砕くしかなかったようで、いま、私の頭蓋骨の一部は人工の骨です。

手術当日の夜はものすごい痛みに襲われました。でも、翌日にはライブ会場に行くつもりで早々にリハビリを始めたんです。健闘むなしく、さすがにライブ会場には行けませんでしたが、手術当日のICUから1日でHCUへ移り、3日目には一般病棟へ行き、8日目には退院しました。普通は1カ月以上かかるものらしいですよ。身体、口、言語という3人のリハビリの先生たちに「とにかく早く退院したいからガンガンやってください」とお願いして、猛リハビリしたたまものです。

## 歌が解禁になったのは本番の1週間前
## さらに、ライブ当日は〝担当医付き〟

早く退院した代わりに、1~2カ月はほぼ毎日通院し、週1回MRIというスケジュール。しかも3カ月間、歌禁止。すでに4月にライブが決まっていたのですが、歌が解禁になったのは本番の1週間前でした。さらに、ライブ当日は〝担当医付き〟でした（笑い）。

腫瘍を取ったら痺れが右脚から左脚に移り、疲れると膝が曲がらなくなったり、感覚がなくなったりして「このまま歩けなくなるのかな」と思うこともあります。でも、普通に生活していれば日常に問題はありません。

成功率が恐ろしく低い手術を乗り越えたせいか、病後は運が巡ってきたようで、人生が一気に開けてきた感じがあります。

とにかく忙しくて楽しい。再発の怖さはありますが、そのときはまた乗り越えればいい。命はいつ失うかわからないから何事にも最善を尽くそうと思いますし、そんな毎日がとても幸せです。

愉快な病人⑱

# 吉川精一

（元NHKアナウンサー・演歌歌手）

## 前立腺がん

「早く見つかったのです。一緒に治しましょう」主治医の言葉に救われて、悲観していた考えを改めた

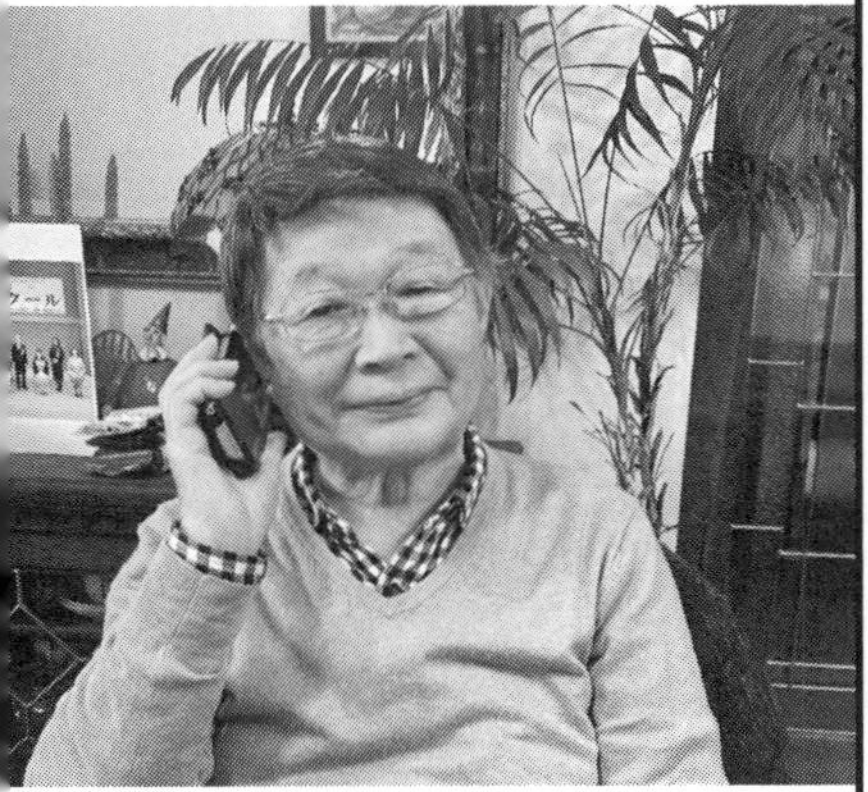

▽よしかわ・せいいち　1941年、東京都生まれ。早稲田大学卒業後、NHKに入局。日本各地の地方局を経験して、81年から東京勤務になる。「ひるのプレゼント」「連想ゲーム」「のど自慢」「紅白歌合戦」などの番組司会を務めた。定年退職後、57歳で演歌歌手に転身し、現在までに14曲のCDをリリースしている。

「がん」と聞いた日の病院からの帰り道は、もうガックリしてしまって幽霊のようでした。勝手なイメージで「今日明日にも死んじゃう病気」だと思っていましたから、間もなく食欲がなくなって、痩せて、青白くなって仕事ができなくなるんじゃないかと心配で心配で……。

でも、あれからちょうど10年。こうして元気で現在に至っています。

前立腺がんがわかったきっかけは、NHK時代から健康診断でお世話になり、定年後も毎年診ていただいているかかりつけの病院での2011年6月の定期検査でした。「PSAの数値がちょっと上がっているからちゃんと検査を受けたほうがいい」と言われたのです。PSAは前立腺特有のタンパク質の値で、その数値が高いほど、がんの可能性が高いそうです。

## 「今日、明日死ぬようなものじゃありません」にホッとした

**私は、当時から血圧、血糖値、中性脂肪が高めで1日に10錠以上の薬を飲んでいました。ただ、前立腺に関係するような自覚症状はなかったですし、PSAが何かも知りませんでした。**でも、かかりつけ医の判断で検査をしてもらったおかげで早期にがんが発見できたのです。

紹介されたのは「神奈川県立がんセンター」でした。6月半ばにあれこれ検査をしたあと、7月からさらに検査入院となり、「間違いなく前立腺がんです」という結果が出たのは7月半ばでした。ステージという言い方ではなく、「がんの進行度合いは真ん中へんです」と言われました。あとから聞いた話では、PSA値は「4でがんの疑い」と診断されるところ、がんセンターでの検査結果は「7」だったとのこと。現在は「0・01」くらいなので、当時の数値の異常さがわかります。

がん告知のショックを救ってくれたのは、主治医の「前立腺がんはゆっくり進行するので、今日、明日死ぬようなものじゃありません」という言葉でした。「ああ、そうなのか」とホッとしました。さらに「悪いものが早く見つかったのです。一緒に治していきましょう」と言っていただき、悲観していた考えを改めました。

「早く見つかったことに感謝して、あとはお任せしよう」と。

思い起こせば、現在の上皇陛下もかつて前立腺がんを治療されている。私も上皇陛下を見習って治療に専念しようと思いました。

**治療は放射線を選びました。手術が嫌だったことと、尊敬する棋士の故・米長邦雄元名人が晩年に前立腺がんを患い、放射線治療を選んだと知っていたからです。**「私もそうしよう」と単純に思いました。

放射線治療を始めるにあたり、半年間以上薬を飲んだり、注射をしたりしましたね。もちろん仕事もしていました。そして、あの東日本大震災から1年に当たる日に政府主催追悼式の司会を務め、その2～3日後から全37回の放射線治療に入りました。

原則、月曜から金曜まで毎日がんセンターに通い、終わったのは初夏を迎えた頃でした。その後は半年に1回の検査が7～8年続き、いまは年に1回血液検査をしてもらっています。先生は「もう通院しなくても大丈夫ですよ」って言うんですけど、「いや、もう一度だけ」と言いながら押しかけています（笑い）。せっかくのつながりがなくなるのは嫌じゃないですか。何かのときに心強いので、このご縁を失いたくないんですよね。

## 孫たちがいるので長生きしたい

ご縁といえば、私が放射線治療に通っていたちょうど同じ時期に、カミサンが乳がんの手術をして同じがんセンターに入院していました。お互い寛解しましたけれど、乳がんは再発が心配で、いまだに年2回通っていますよ。でも、がんについてはお互いあまり話さないかな。

すでに申し上げた通り、高血圧、血糖値、コレステロールなどをコントロールする薬をたくさん飲んでいます。いいと思うサプリメントも加えると、「さすがに飲み過ぎなんじゃないか」と思えてきて、そろそろ自力で薬をやめたいと考えるようになりました……。**薬をやめても、「可愛い孫たちがいるので長生きしたい」という思いが、自分にとって強いビタミン剤になってくれるような気もします。**

とはいえ、まだ薬は飲んでいますし、生活は規則正しく健康的ですよ。朝は6時30分に起きて新聞に目を通して、パソコンで雑感などを書き、夕方には散歩を毎日4000〜5000歩。何より忘れてはいけないのは声の維持です。毎日4分間のニュース原稿を読んで、歌は必ず7曲歌っています。

少し前、腰痛に悩まされて近所の病院に行ったら「胆のう炎からくる腰痛だろう」と言われました。結局、胆のう摘出の手術を受けました。6日間の入院でしたが、傘寿を過ぎてからの手術は、さすがに精神的に参りました。なかなか「愉快な病人」というわけにはいきません。

でも、仕事ができる準備はできています。個人的にはアニメの声優をやってみたい。なかなかお声がかかりませんけれどね（笑い）。

# 第2章

## ある日、脳、心臓の病気に見舞われた私たちが学んだこと

体験者

大橋未歩／DJ KOO／国府弘子／ミッキー吉野／菅原孝／クロちゃん／濱中博久／せんだみつお／ダースレイダー／平浩二／根本要／ヤマザキモータース／紺野ぶるま

愉快な病人⑲

# 大橋未歩
（フリーアナウンサー）

## 脳梗塞

## 持ったはずの洗顔クリームが床に散乱 かがんだ途端に倒れていた

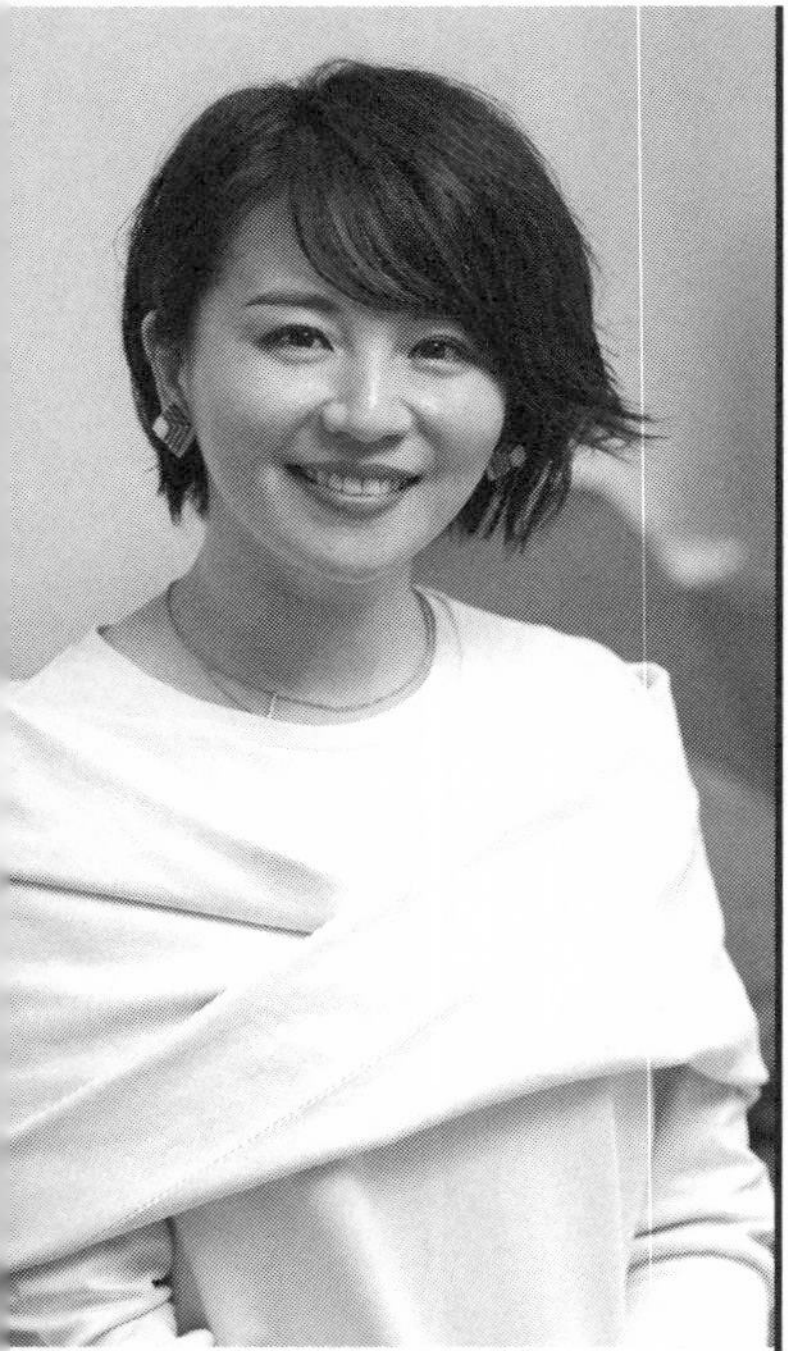

▽おおはし・みほ　1978年、兵庫県生まれ。2002年にテレビ東京に入社し、アナウンサーとして、スポーツ、バラエティー、情報番組などで活躍する。12年には早稲田大学大学院スポーツ科学研究科修士を取得した。13年に脳梗塞を発症し、約8カ月の休養を経て復職。17年末に同テレビ局を退社、18年からフリーとして始動した。現在はMXテレビ『5時に夢中！』のアシスタントとして活躍中。

「らいじょうぶ」という言葉が耳から入ってきて、「あれ？」と思いました。自分では「大丈夫」と言っているつもりなのに、ろれつが回っていなかったのです。

2013年の1月のことです。その日は家でデスクワークをしていました。暖房をかけながら、ほとんど体を動かさずにあまり水分を取っていなかったことは後からの反省点として残っています。

仕事を終えて寝ようとしたのが夜11時ごろ。顔を洗おうとして右手が左手に触れた瞬間、左手がマネキンのような鈍い感じがしました。でも「ちょっとしびれたのかな」と思って、いつも通り洗顔クリームを取り出したら、洗顔クリームが床に散乱してしまいました。持ったはずなのに、なぜか落ちていたのです。それを拭かなくちゃとかがんだ途端に左足もガクンとなって、気付いたら倒れていました。立ち上がりたくても左半身にまるで力が入らなくて……。

**そばにいた家族は私の顔を見るなり救急車を呼びました。顔の左半分が垂れた感じで明らかに麻痺がわかったようです。**救急車なんて大ごとにしてほしくなかったのですが、「大丈夫」は「らいじょうぶ」になり、「保険証」を「ほけんひょう」と言っている自分がいました。

すぐに意識が薄れて、気付いたときは救急車の中でした。意識が戻ると急に体に力が入るようになり、病院に到着した頃にはもう元気でした。麻痺していたのは15分間ぐらいだったようです。

運ばれた病院でCT検査をされましたが、異常は見られず、その日は帰宅しました。でも、医師から「一応、MRI検査もしたほうがいい」と言われ、念のためにMRI検査を受けたのが翌々日です。予約が混んでいたので1日空いてしまったのですが、**検査の結果、なんと脳梗塞の痕《あと》、つまり脳の壊死が4カ所も見つかったのです。みなさんも注意してください。CTでは脳梗塞が写らないこともあるそうです。**

検査室を出た途端に車椅子が用意されていて、そのまま10日間の入院になりました。「絶対安静」と言われましたが、普通に元気なんです。その日の午前中には美容院に行ってガシガシとシャンプーしてもらったばかりでしたし（笑い）。それなのに、5メートル先のトイレにも「車椅子を使ってください」と言われました。

入院中は、血液が凝固するのを防ぐ薬を点滴で入れてひたすら安静の日々でした。

## 退院後、手術を受ける
## 首の右側に入ったステントはいまでは「私のお守り」

面白かったのは、兵庫に住む母です。お見舞いに来てくれちゃうんだろうなと思ったんですけど、「ごめん、ステンドグラス教室があって……」と言われました（笑い）。しょっちゅう病院から電話できましたし、私の声に張りがあったのであまり心配されなかったみたい（笑い）。でも、そうやって家族があっけらかんと受け止めてくれたことはとてもうれしいことでした。

退院の３～４カ月後、じつは手術をしました。医師から**「脳梗塞は幸い急所を外れましたが、壊死した場所や範囲によっては障害が残ったかもしれない。そのもとになった場所が首の右側の内頸動脈（脳につながる太い動脈）にある」**と言われました。首の動脈の内壁が剝がれ、そこに血だまりのようなものができ、その一部が脳に飛んだとのことでした。剝がれた部分が修復しないと、またいつ血だまりができて脳に飛ぶかわからないわけです。

そんな〝爆弾〟を抱えて生きるのはイヤだと思い、インターネットでいろいろ調べた結果、カテーテル手術でステント（血管を広げるコイル状の筒）を入れる手術があると知りました。そして脳血管内治療で有名な先生を大学院の恩師に紹介していただいて出会ったのが、虎の門病院の松丸祐司先生（現在はつくば大学付属病院勤務）です。

初対面で「ワイドショーで見てたよ」と豪快に笑ったその笑顔がとても好印象でし

た。サードオピニオンで出会った先生だったので病院を替えることにためらいがあったことを話すと、先生は「患者さんが積極的に新しい治療を求めようとするとき、それに耳を傾けてくれない医師ならやめたほうがいい」と言ってくださって、「この先生にお任せしよう」と決心がつきました。

手術はおよそ90分。喉にメスを入れたわけではないので痛みは少なく、数日で回復しました。唯一、つらかったのは術後36時間の絶食でした（笑い）。いま、首の右側にはステントが入っています。もう体の一部、人生のお守りです。ほぼ完治と言われ、血液サラサラの薬も飲んでいません。

**脳梗塞では「FAST」（フェース、アーム、スピーチ、タイム）が提唱されています。顔や腕の麻痺、言葉の異変があれば、発生時刻を確認して一刻も早く救急受診すること。**それは、強くみなさんにお伝えしたい。ぜひ、覚えておいてください。

その後はフルマラソンを走ったり登山をしたり絶好調ですが、水だけはしっかり飲むことを心がけています。

愉快な病人⑳

# DJ KOO

（音楽クリエーター）

## 脳動脈瘤

# 人生初の人間ドックで衝撃の診断「自分の存在がなくなるかもしれない」という恐怖を味わった

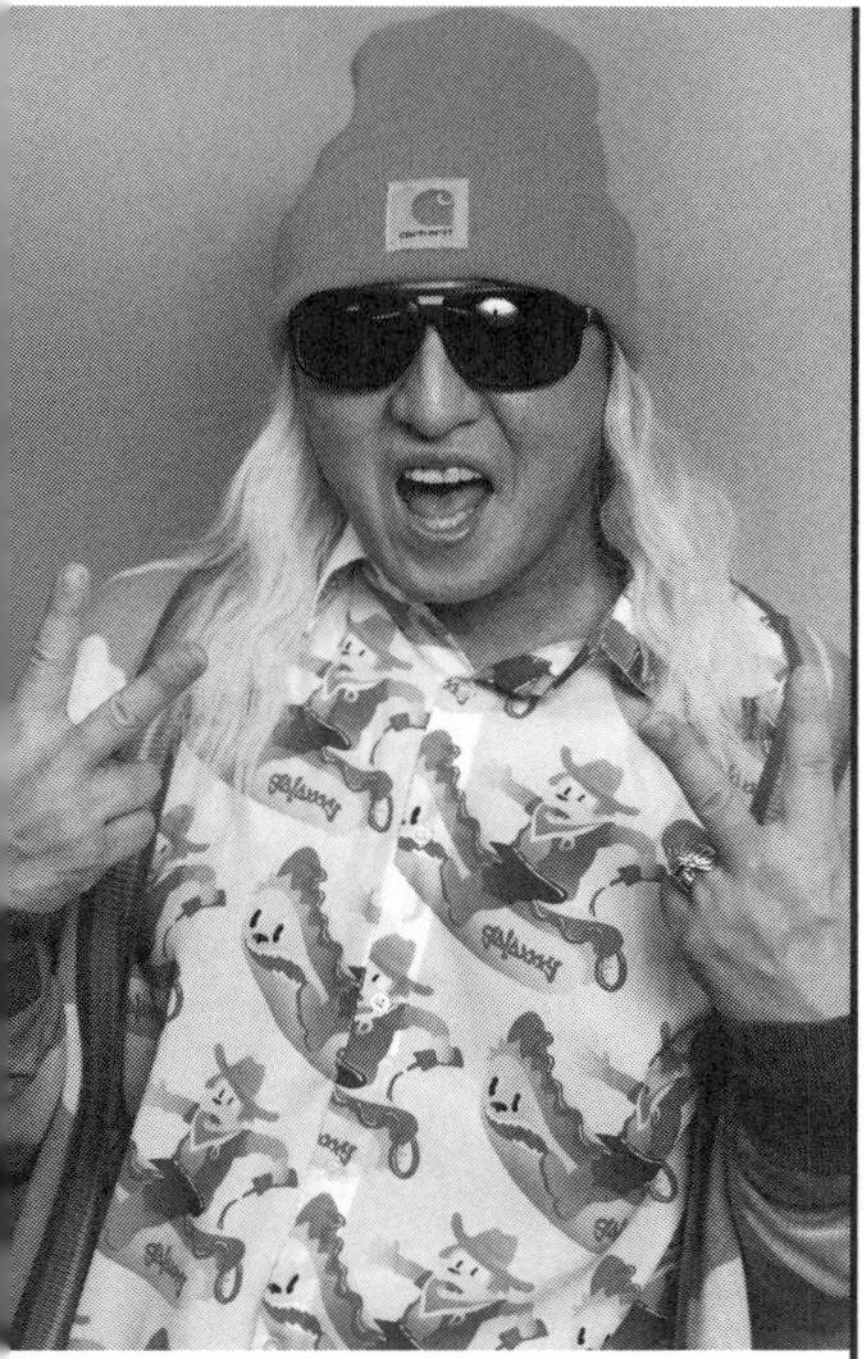

▽でぃーじぇー・こー　1961年、東京都生まれ。80年代からディスコでDJを務め、93年にダンス音楽グループ「TRF」のDJ兼リーダーとしてデビュー。音楽クリエーターとして活動しながら、最近はバラエティー番組でも活躍中。

「脳の血管がいつ破裂するかわからない」という状況下にいる心境は、言葉では言い表せません。「あと何週間かしたら自分の存在がなくなるかもしれない」と思って、生まれて初めて人生が見えなくなりました。

**「脳動脈瘤」が発見されたのは2017年の9月。テレビ東京系の「主治医が見つかる診療所」という番組の収録で訪れた病院でのことでした。**仮にこれがあと1カ月先の出来事だったら、いま、こんなに元気ではいられなかったかもしれません。

人間ドックは人生初の経験でした。脳動脈瘤がわかったのはMRAという検査です。「左目の視神経の後ろの動脈に7・8ミリの瘤がある」とのことでした。しかも、その瘤にさらに瘤が発生した状態になっていて、いつ破裂してもおかしくない危険なレベルだったようです。医師からは「これはすぐに手術したほうがいい。私の身内ならいますぐ手を引いて病院に連れていきます」と言われました。

## 「自分は頭痛持ちのはず」が「この手術ができる医師は非常に限られている」ほどの重病と判明

症状らしきものは何もなく、これまで仕事を休むということもありませんでした。ただ、片頭痛が頻繁にあって、「自分は頭痛持ちだ」と思っていたのです。それが術後に片頭痛がなくなり、気のせいか視野もすっきりしました。やはり動脈瘤の影響があったんですね。実際、瘤は視神経を圧迫していて、手術で片目が見えなくなる恐れもある難しい場所にありました。医師によると「この手術ができる医師は非常に限られている」とのことでした。

そして紹介していただいたのが、北海道にある札幌禎心会病院の脳神経外科医・上山博康先生でした。脳神経外科では「神の手」といわれるほどの名医です。診察を受けたところ、上山先生から「開頭手術でよろしければ、私なら完治させられます」と言われました。迷いはありませんでした。迷う時間もありませんでしたし、何より先生の**「私は人生を手術するのです。〝手術したから多少目が見えなくなっても仕方がない〟じゃなくて、患者さんがその先も不便なく人生を歩むために手術するのです」**という言葉をとても心強く感じたのです。

このタイミングでこの番組のオファーがあったこと、そしてこの先生に出会えたことは本当に感謝しかありません。

でも、手術前のボクは自分が生きている感覚がありませんでした。先のことを考える余裕もなく宙に浮いた感じで、幸運の喜びも手術の怖ささえも感じられませんでした。手術は全身麻酔で薬が入った途端に意識がなくなり、「終わりましたよ」と起こされるまでほんの一瞬の感覚でした。瘤は最終的に9・8ミリと採寸され、手術は6時間に及んだようです。

術後は、自分の頭の左上に細い管が入っていて、そこから脳内にたまる血を逃がしていました。手術中に脳へ血液が上がらないように首の動脈からも血を逃がしていましたから、頭と首から管が出ていて、手術直後の姿はすごかった（笑い）。**手術から3日間は頭が痛かったし、全身麻酔の影響で気持ち悪く、一体どうなることかと思いました。**でも術後すぐに会話ができ、3日目には重湯のような食事ができ、4日目には歩行ができ、1週間も経つと洗髪ができて、もうほとんど普通の体に戻っていました。

瘤の発見から手術・退院までは、わずか20日間ぐらいでした。それから2カ月の自宅療養を経て、11月末に仕事に復帰したわけです。

## 大学受験を控えた娘が札幌の病院まで来てくれた

大学受験を控えた娘には最悪なタイミングだったと思います。術後の痛々しく弱々しい姿は、父親としては一番見せたくない姿でしたが、つらさを共有できたことは家族にとってよかったと思います。手術の日、娘がたったひとりで東京から札幌の病院まで来てくれたことは本当にうれしかったし、家内の愛情の大きさにも改めて気づきました。

真面目な話、家族の中で誰か大病をすると、それまでの家庭の雰囲気は一変します。何を言っても面白くない。ジョークも言えない。

「今日は何を食べよう」とか「何をしようか」ではなく、「これからどうなっちゃうんだろう」「どうしたらいいんだろう」ということで、頭がいっぱいになってしまうんです。

だからもし、ボクが元気な姿を見せることで**１万人のうち１人でも２人でも「ＫＯさんが手術をしてこんなに元気になったのなら、手術を受けようかな」**とか、**「人間ドックを受けてみよう」と思ってくれたらうれしい。**そうしたら、その人も、その人の家族も救われますからね。

もちろん例外もあるとは思います。でも、ボクはこの経験をどんどん発信していきたいと思っています。

愉快な病人㉑

# 国府弘子

（ジャズピアニスト）

## 急性心筋梗塞

## ろれつが回らず「ひろこ」が「ひよこ」になってしまい驚愕《きょうがく》しました

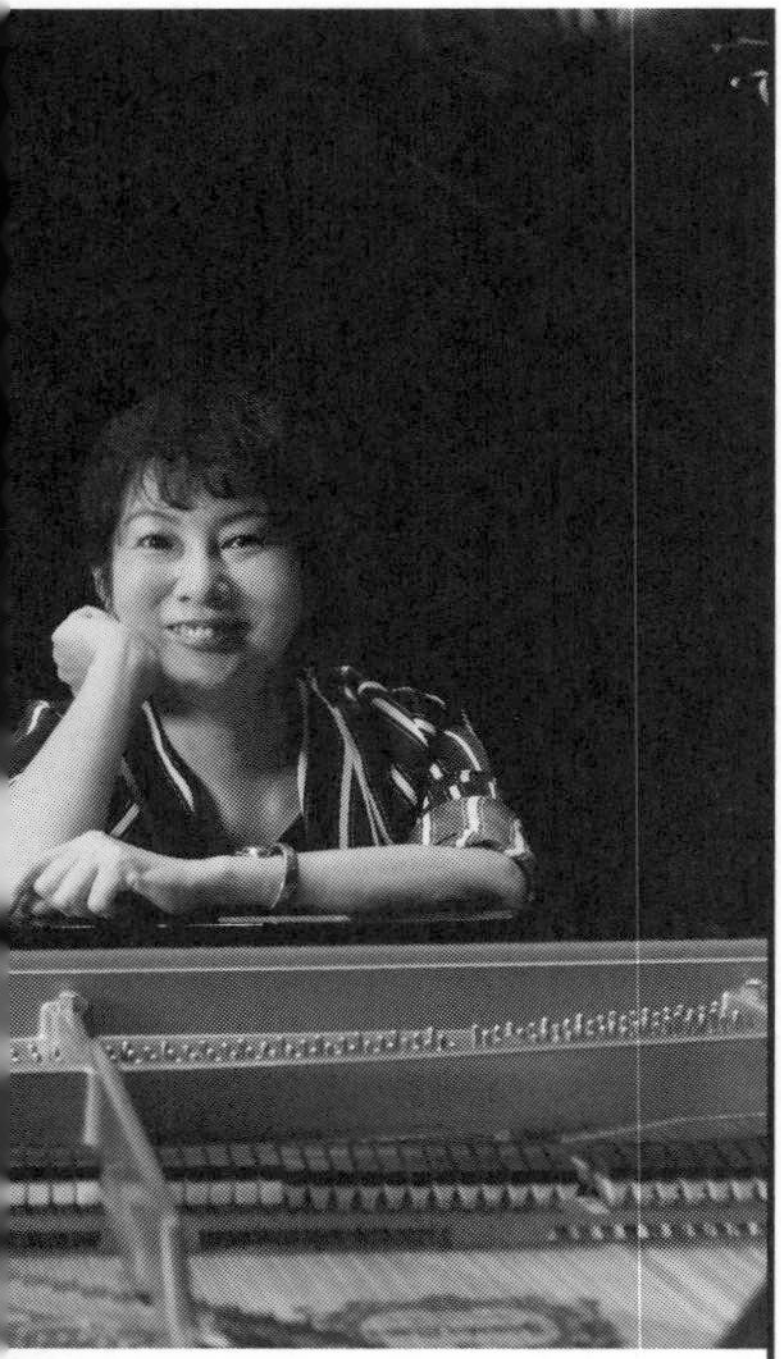

▽こくぶ・ひろこ　1959年、東京都生まれ。国立音楽大学ピアノ科在学中にジャズに目覚め、卒業後に単身渡米。帰国後の1987年にアルバムデビュー。作曲も手掛け、多くの作品をリリースしている。王道のジャズからクラシック、ロックまでジャンルを超えたアプローチで、ソロはもちろん自らが率いるトリオでも精力的にコンサート活動を行っている。24作目となるアルバム「ピアノ・パーティ」が好評。HP〈http://kokubuhiroko.net〉

当初は11年前に患った「乳がん」のお話をするはずでした。でも、スケジュールを調整している間に、何と「急性心筋梗塞」で緊急入院という事態が起こったので、幸か不幸か最新の病気のお話ができることになっちゃって（笑い）。

緊急入院したのは2019年の11月半ば、とある先輩の追悼コンサートの日でした。じつはその日、うっかり忘れてしまった衣装を購入するため、リハーサルと本番の間にマネジャーと2人で、ホール近くの駅ビルへ出かけたのです。**「少ししんどいな」と思ってベンチに座ると、急に心臓の辺りをギューッとわし掴みされるような痛みに襲われました。**痛みは波のように寄せたり引いたりしていたのですが、マネジャーがすぐに救急車を呼んでくれて、アッという間に乗せられたことを覚えています。

**「アホちゃうか！　あんたの心臓は壊死してるかもわからん」**

たまたま倒れた現場から救急病院までは徒歩で10分の距離。しかも心臓救急がある総合病院でした。あれよあれよという間にガラガラとストレッチャーに乗せられて手術室へ……。気が付くと服を脱がされ、下の毛を剃られていました。思わず「えー？」となりました。だって痛いのは心臓ですから、「何でこんなことになっているの⁉」って（笑い）。

そうこうしている間に足の付け根の血管からカテーテルを入れられて、「うそー」と思いながら、モニター映像でカテーテルが自分の血管の中を通っていくのを見ていました。局所麻酔なので意識があり、手術室に聞き覚えのあるジャズが流れていたのがうれしかったことを覚えています。

ふと時計を見ると午後3時だったので、執刀の先生に「あの、すみません。今日すぐそこの会場でコンサートがあって、6時に行ければ何とかなるのですけど……」と言ってみたのです。

すると、「アホちゃうか！」と先生が烈火のごとく怒って、私の顔にグッと顔を近づけて「あんたの心臓は壊死しているかもわからん。急、性、心、筋、梗、塞！ 脳に行ってたら何梗塞や⁉」と叱られました。でも、その関西弁の勢いに思わず「ここで阪神高速とか言ったほうがいいのかな」と一瞬ボケがよぎったのも、はっきり覚えています。結局、「コンサートどころやないで」とダメ出しされて、気付いたら管が何本もつながれた状態で集中治療室にいました。

おかげさまで心臓に壊死はなく、1週間足らずで退院できました。すぐに救急車を呼んでくれたマネジャーをはじめ、先生方の早い処置のおかげで無事に生還できました。救急車の中で名前を聞かれ、ろれつが回らず「ひろこ」が「ひよこ」になったときは自分でも驚愕しましたが、「これはいかん！」と思って手術室でもしゃべり続けた結果、おかげさまでおしゃべりも健在です。

**先生には「あんた（強運）持ってるな。でも血管ドロッドロやったで」と巻き舌気味の関西弁で言われました。**言葉は荒いですが、愛あるお説教に「いまに見ていてください」と心を入れ替え、「ただいま絶賛、血管の大掃除中」です。

## 「禍《わざわい》を転じて福となす」のことわざ通り手術後は「タラコ一切れの幸せ」を実感

揚げ物、脂物は食べていません。栄養士の先生からのアドバイスを聞いて塩分や甘い物も極力減らした食事を心がけてますし、お酒もいまのところ飲む勇気がありません。あのときの〝痛み〟がまだ記憶に生々しいので、それほど苦にならずに食事制限できています。

慣れてくるとむしろ、そのままのおいしさが感じられるようになって、お醤油などをかけ過ぎていたことに気付きました。

以前はコンサートの打ち上げで、唐揚げをハイボールで流し込んでいたクチです。深夜に帰宅してタラコをひと腹食べることもありました。そうです、私は夫から「ギャランドゥ」ならぬ「ギョランドゥ」と呼ばれるほどの魚卵好きなのです。「もし、もうダメと言われたら、お玉でイクラとウニとタラコを思い切り食べて死んでやる」と思っていたくらい（笑い）。でも心筋梗塞から生還できたいま、タラコひと腹はダメでも一切れ食べられるなら幸せじゃないかと思えるようになりました。

**１００％取り上げられることに比べたら、少しの努力なんて簡単なこと……。そう思って食事制限を重ねていたら、何と体重がみるみる４キロ減ったのです。**するとどうなったかというと、着られなくなって長くクローゼットの奥で冬眠していたお気に入りの衣装たちがどんどん着られるようになってきたのです。「禍を転じて福となす」とはまさにこのこと。ピアニストにとって衣装は、自己を表現するためのとても重要な位置付けなので、本当にうれしくて楽しんでいます。

あの日のコンサートは幸いにも、私のほかに名だたる方々がたくさん出演されるものだったので、「チケット払い戻し」といった最悪の事態は免れましたが、多くの方にご心配とご迷惑をおかけしてしまい、プロとして本当に反省しています。

還暦で激痛を一度味わったことは、いろんなことに「感謝」するきっかけをくれました。倒れる前に新作アルバム「ピアノ・パーティ」の録音が済んでいたこともラッキー。生きてリリースできることもみなさまのおかげです。

愉快な病人㉒

# ミッキー吉野（キーボディスト・アレンジャー・ソングライター）

## 糖尿病・狭心症・脳梗塞

## 体の左側だけが、まるで「初期化」されたような感覚を覚えました

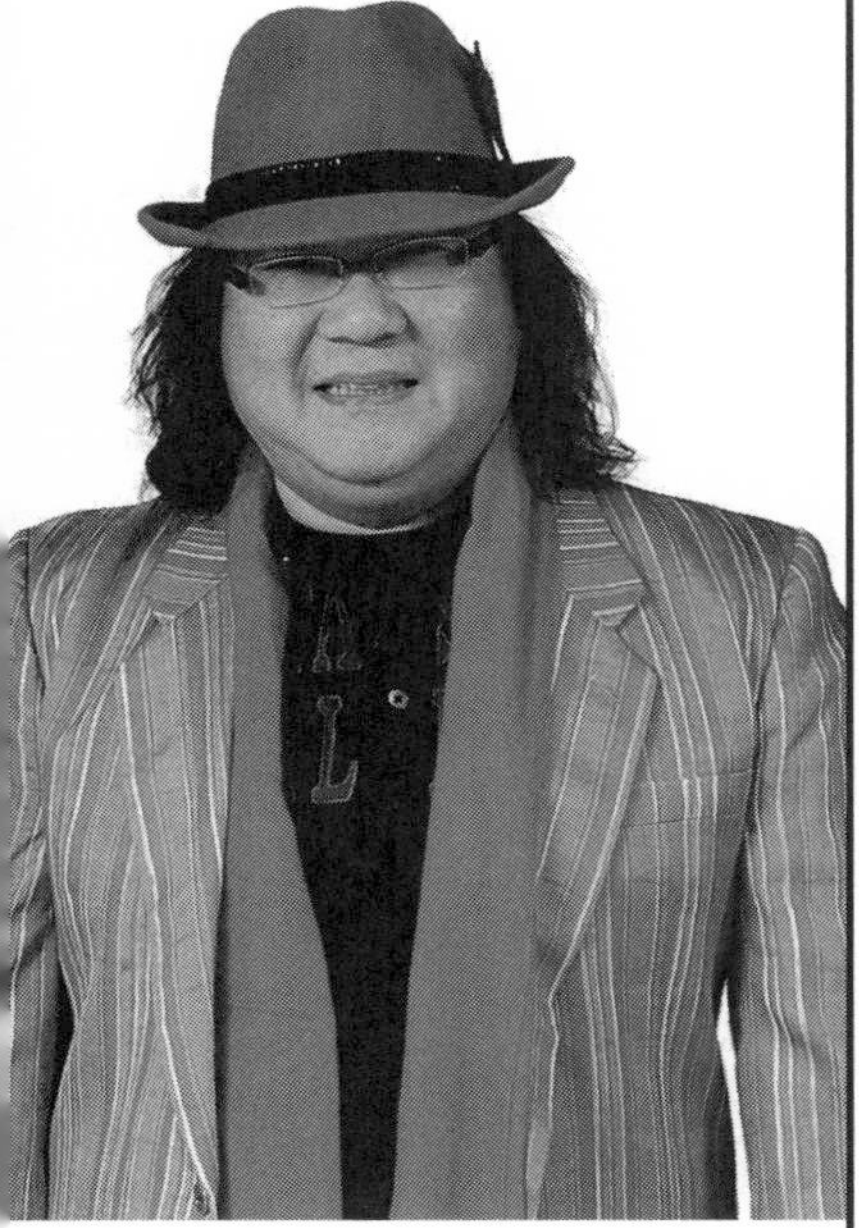

▽みっきー・よしの　1951年、神奈川県生まれ。17歳でグループサウンズ「ザ・ゴールデン・カップス」に加入。その後、渡米してバークリー音楽大学に留学。76年にバンド「ゴダイゴ」を結成し、数々のヒットを飛ばす。85年に活動停止したが、再結成され現在も活動中。映画やアニメの音楽も手掛ける。

「14年後に糖尿病がひどくなるぞ」

そう言われたことがありましたが、まさか的中するとは思っていませんでした。46歳だった1997年、持病の糖尿病の悪化から、いわゆる「狭心症」の症状が表れたのです。**心臓が3分の1ぐらいしか動いていないと言われ、血管内にステント(血管を広げるための網目状の筒)を3つ入れる手術を受けました。**このときの入院は7週間で、あまり愉快な話ではないのですが、その1年後、この入院が良かったと思うことが起きました。じつは退院するとき、医師から「あなたは心臓にも頭にも爆弾を抱えているんですよ」と、ものすごく脅されたのです。

「糖尿病というのはバカにできない病気で、動脈硬化になりやすくて、常に心筋梗塞や脳梗塞の危険性がある。ちょっとでもおかしかったら、すぐに来なさい」

再三再四、そう言われ続けたのです。おかげですっかり〝恐怖〟を植え付けられていました。

## 「これはついに来たか?」医師の言葉が頭に浮かび、一目散に病院へ

そして迎えた1998年、止めた車から降りて歩き出すと、急に左半身が軽くなったのです。それまでのこわばりや肩こりも感じなくなって、まるで体の左側だけが初

期化されたような感じがしました。「これはついに来たか?」と思ったと同時に、**「とにかくすぐ来なさい」という医師の言葉が頭に浮かび、あれこれ考える間もなく自分で車を運転して一目散に病院まで行きました。**

結果的には、この判断が良かったのだと思います。安全運転で病院まで30分ぐらいかかったでしょうか。着くとそのまま救急処置室に入って「脳梗塞」と診断され、すぐに治療を受けました。ステロイドの点滴です。

病院に着いた頃には、だいぶ左半身が動かない状態で、唇も半分下がっている感じでろれつも回らなくなっていました。それでも自分の場合は、処置までが早かったので、後遺症は少なくて済み、こうしていまも両手で演奏できていることを幸せに思っています。

ただ、左手はいまでも完璧ではありません。周囲の人にはわからなくても自分ではわかるのです。左手は右手の倍ぐらい動きがぎこちない。ピアニストとしては致命的なことで、当初は「まいったな」と思いました。

ショックでしたよ。退院してピアノを弾いてみると、弾けないものがいっぱいありました。たとえば、両手で同じテンポで同じフレーズを弾くユニゾンという奏法があるのですが、どうしても正確性が保てない。昔のようにピッタリ同じには弾けないのです。

翌年にはゴダイゴ再結成ツアーを控えていたので、リハビリのためにあえて左手を多く使う曲を練習しました。「不安」というよりも、「一生懸命」だったような気がします。

## 遅い動きの左手への苛立ち……。その時期を過ぎて、いまはスローハンドでも味がある演奏へと

ツアー中はつらかったです。左手の動きが悪いことは自分が一番よくわかりますからね。でも、ステージに立つと不思議なもので、思ったよりも弾けたんです（笑い）。あれから20年がたち、左手の動きの遅さに苛立つような時期は越えました。10年ぐらいは憂鬱でしたけれど、それを越えたら、**この左手でできる演奏を創意工夫することが楽しくなってきたんです。作風も変わりました。**昔は正確性や速弾きに力を入れていましたが、いまはスローハンド。味がある演奏っていうのかな。和音の構成を変えたり、右手の可動域を広げてカバーしたり、考え得ることはやり尽くした気がしています。

思えば、米国のバークリー音楽大学にいた頃も、そんなことの連続でした。自分は

周りに比べて手が小さいので、指の短さをカバーするために和音を変えたりしていました。そうした経験が脳梗塞の後遺症をカバーすることにも生きている気がします。いままでの演奏とは違うけれど、それに劣らぬようカバーするテクニックがまた素晴らしいの（笑い）。

後遺症は少なかったとはいえ、手以外の左半身にも薄く残っています。たとえば、いつもは感じなくても、頭にきて怒ると顔が歪むのがわかります。唇が左側だけ落ちて、目も左右で違っている感覚がするのです。

でも、病気とは愉快に付き合っています。食生活は20年前から塩分、糖分、カロリーを抑えた糖尿病食なので、外食ができないステイホームのいまも、普通の人より耐えられていると思っています。ストレスが一番いけないから、甘いものも適度に食べていますしね。

**一番大事なのは、「自分が元気か、元気じゃないか」です。いくら薬を飲んで数値が良くても元気じゃなきゃ。そのためには、ポジティブマインドでいること。**人にはノーテンキと言われるかもしれないけれど、すべてをいいように受け取る。「BE POSITIVE!」ですよ。

愉快な病人㉓

# 菅原 孝

（歌手・ビリー・バンバン）

脳出血

## 病気して以来、何度も何度もジョギングしてシャワーを浴びる夢を見るんです

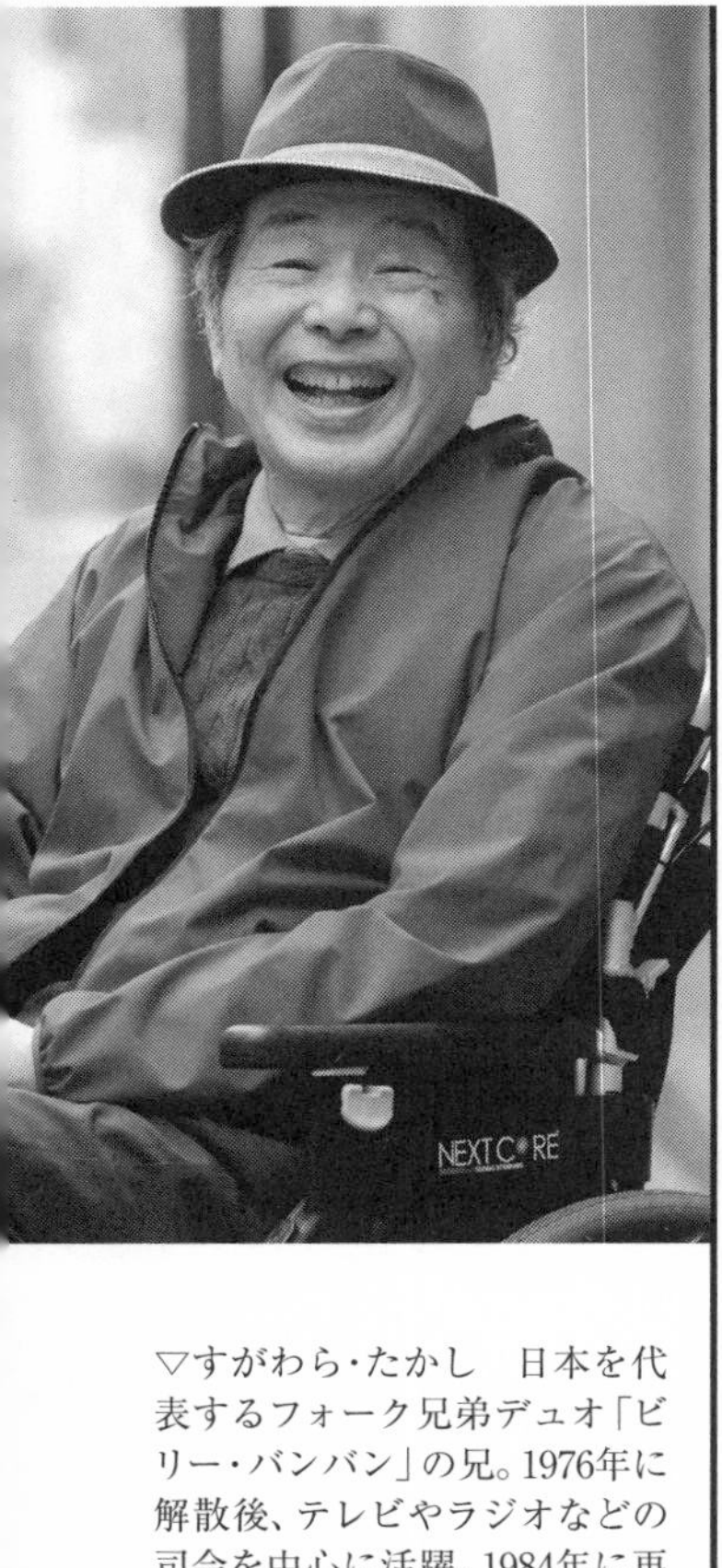


▽すがわら・たかし　日本を代表するフォーク兄弟デュオ「ビリー・バンバン」の兄。1976年に解散後、テレビやラジオなどの司会を中心に活躍。1984年に再結成の後、2007年に本格焼酎「いいちこ」のCMソング「また君に恋してる」が大ヒットした。2020年11月に復帰後初のCD「さよなら涙」をリリース。2021年3月に行われた3年越しの「45周年 Anniversary」のライブDVDが発売される。

朝、トイレでボーッとしているとき、突然、前のめりに倒れたんです。痛みはなかったのですが、手にも足にもまったく力が入らない。自分の体に何が起こったのかがわからないまま、ただ床に転がっていることしかできませんでした。２０１４年の7月の話です。

**高血圧が原因の脳出血だったわけですが、救急車で搬送され、集中治療室に入り、血流を改善する薬の点滴治療を受けました。**

治療を受けている最中、不安な気持ちのまま「どうして？」という思いにかられました。

それまで人一倍、体を気遣って、1日90分のジョギングや腹筋を欠かさずに実践していたんです。食事にも気を付けていたし、年に1度の人間ドックも続けていました。こういうと「健康オタク」ととられるかもしれませんが、そういうことではなく、運動が好き、食事にこだわるのが好きという性分で、自然とそうなっていたんです。実際、この病気になるまでは、健康保険証を使ったことがなかったですしね。

また、「僕らの仕事は体が資本だ」強くと感じていました。ステージでもレコーディングでも体力を使うし、体調を崩すと大勢のスタッフに迷惑をかける。体を大切にするのは仕事のひとつだと、無意識に考えていたのかもしれません。

振り返ってみると、当時はとにかく忙しかった。**もともと子供の頃から時間が空いていることが嫌いで、仕事がなくてもゆっくりすることはありませんでした。脳出血が起こったときも、とても疲れていたんです。**

## 「右半分が残っていてよかった」主治医の言葉に納得

2カ月入院して、入院中は1日に4回程度のリハビリを行いました。左半身の麻痺した筋肉はもう元には戻らないとのことですが、奇跡を信じて、いまもリハビリを続けています。

不思議なもので、病気して以来、何度も何度もジョギングしてシャワーを浴びる夢を見るんです。実際には、ジョギングすることもシャワーを浴びることもできなくなってしまった。ジョギングしている人を見れば羨ましいと思うし、シャワーも介助なしでは浴びることができません。落胆するよね。

それでも、主治医は「右半分が残っていて良かったですよ」と言ってくれました。たしかにそうだなと思います。もっとひどい状態の方もいらっしゃるし、発作が起きた瞬間に命をなくされる方もいらっしゃるんですから……。

ですから、いまは毎日がリハビリだと思っています。たとえばこうしてインタビューを受けることも、ステージに立つことも、コンサートの構成を考えたり、仕事先に出て行くことも全部がリハビリです。

気落ちしてしまうこともありますが、焦らずにこうした日々を積みかさねていくことが大事なんだ、といまは素直に思っています。

実際、病気をする前といまとでは、明らかに見える世界が変わりました。病気の人たちの気持ちが以前より理解できるようになったと思いますし、「頑張ってね」のひと言を意味のある言葉として投げかけることもできるようになりました。

## 「そのうちなんとかなるだろう」という気持ちでいつも「ウイット」と「笑い」を心がけています

コンサートには、僕と同じ病気やもっと重い病気の方、その家族も来てくださるのですが、みなさん声をかけてくれるんです。そうした方々のお話を伺うと、僕だけじゃない、大病を患っている方は本当にたくさんいらっしゃって、みなさん前向きに生きていることに逆に励まされます。**同時に、僕が車イスで歌うことも、話すことも、こうした病気の方々へのエールになるのではないかとも思っています。**

先日は全盲で右の耳がまったく聞こえず、その上、脳梗塞を２度も経験したという

20～30代の息子さんを連れたお母さんが声をかけてくれました。彼が言葉を振り絞って「頑張って」と言ってくれたときには、本当に偉いなぁ、天使だなぁと泣けました。じつは、僕は昔から植木等さんが大好き。病気を経験したことで、彼が映画で言っていたように「そのうちなんとかなるだろう」というリラックスした気持ちがとても大切だと気づきました。

好きなものを好きなときに食べて、やりたいことをやりたいときにやって……。自分が決めた〝規則〟に縛られずにリラックスすること。まさに「そのうちなんとかなるだろう」精神だよね。そして、いつも傍らには「ウイット」と「笑い」を。それが大事だと感じます。

まだまだ声が出づらくて、特に僕の特徴の低い声が出にくくなり、もどかしいのだけれど、3月には地方公演も含めて十数カ所でライブもできたし、延期になっていた45周年公演も実現できました。病気してめげているだけじゃなくて、病気と友達になって、進んでいくしかないんだよね。一歩ずつ前に。

愉快な病人㉔

# クロちゃん

（芸人・安田大サーカス）

## 脳動脈瘤

退院してすぐのことでした。「プロレスの仕事がある」と聞かされビックリしました

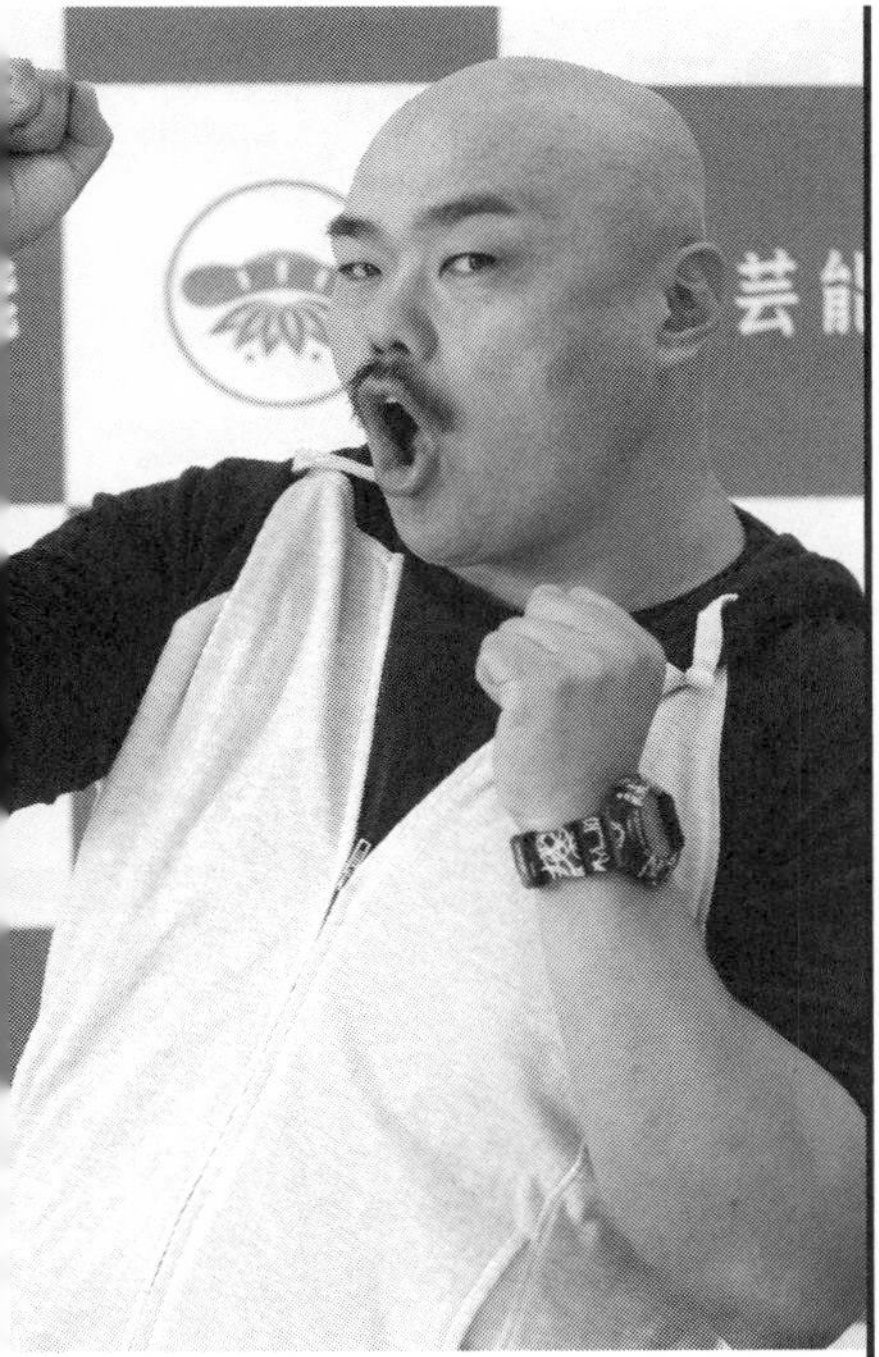


▽くろちゃん　1976年、広島県生まれ。2001年、団長安田、HIROとお笑いトリオ「安田大サーカス」を結成し、テレビを中心に活躍。スキンヘッドとハイトーンボイスが特徴で、体を張った芸で人気を博す。

「あ、女の子がいる！　え～なんで？　なんで？　女の子だぁ、女の子！」

手術後、病室で麻酔から目覚めたとき、女性の看護師さんを見て開口一番そう言ったみたいです。

ボクは全然覚えてないんですけど、広島から来てくれていた母親が申し訳なさそうにマネジャーに「すみません……」と頭を下げ、マネジャーも「いえいえ、なんかすみません」と返したという話を後から聞きました（笑い）。

「脳動脈瘤」が見つかったのは、２０１８年秋に放送された「名医のTHE太鼓判！」というテレビ番組に出演したとき。すぐにでも手術をしたかったのですが、仕事の調整と病院のタイミングが合ったのが、２０１９年の1月の初旬だったんです。

脳動脈瘤は文字通り、脳の動脈にできた「瘤《こぶ》」で、破裂するとくも膜下出血などを起こし命取りになる病気です。瘤は眉間の奥にあって、「体の真ん中なのであまり良くない位置」と言われました。**開頭するのが一番いいのだけれど、丸刈りに傷や陥没の痕が残る可能性もあるので、カテーテル手術を選びました。**

足の付け根にある血管から脳までカテーテルを通して、動脈瘤の中にコイルを詰めて破裂を防ぐ手術です。詰め物が出てこないように瘤の口を鉄板でふさぐ可能性もあったのですが、鉄板を入れたら一生、血液がサラサラになる薬を飲まなくちゃいけない。そうなると、ちょっとの傷でも出血が止まらないから仕事を選ばなくちゃいけなくなる……。だからドキドキしていたんですが、先生が上手にやってくれて鉄板は入れずに済みました。

## 病気、手術は極秘。普段通りを演じながらツイッターを更新

入院は10日間でした。前半は手術に向けて血糖値などを整える日々で、手術からは5日で退院。術後、たった1日でしたが、寝返りもできない寝たきり状態を体験して、動けないつらさを実感しました。

でも、違う意味で大変だったのがツイッターでした。じつは複雑な事情がありまして、病院の場所はおろか入院自体が極秘事項だったんです。なので、普段と変わらないツイートをし続ける必要がありまして、入院前の3日間に10日間分の写真の撮りだめをしたんです。いつもと同じようにツイートを更新しないとフォロワーが心配してしまうし、居所を捜し始める人も出てきてしまうのです。苦肉の策でした。

ボク、1日に20回ぐらい更新するので、本当に撮りだめも大変でした。カバンに何着も服や帽子を詰めて、その目的だけのためにあちこち行って「撮っては着替え、着替えては撮る」を繰り返しました。やりながら、「なにやってんだろ?」って思いまし

たよ（笑い）。入院してからは天候や時間帯を考えてつじつまが合うように約30分おきに写真を更新。しんどかったです。でもある意味、気がまぎれましたけどね。

**退院した後で手術の報告をしたら、それまで以上に「うそつき」と言われましたけど、心配させないために頑張ったんです。優しいのも、しんどいもんです。**

事務所もひどくて、退院してすぐ「1カ月後にプロレスの仕事がある」と聞かされてビックリしました。ゆっくり体力を戻していこうと思っていたのに「えー、なんで」って思いました。「主治医から、もう普通に仕事して大丈夫とお墨付きをもらったから」なんてマネジャーは言ってましたが、プロレスは〝普通の仕事〟じゃないから！でもそこから必死に鍛えて結果的に早く回復できたんで、「プロレスの仕事を入れたのは、早く元気になってほしいという会社の優しさだったんだ」って無理やり思い込みました（笑い）。

## 一歩間違えれば死んでいたかもしれない！「親の大切さ」を改めて知った

病気から学んだことは健康診断は受けたほうがいいってこと。脳動脈瘤は遺伝も関係しているらしいので、身内に同じ病気の人がいたら一度は検査することをお勧めします。

それから今回はたまたま運が良かっただけで、一歩間違えれば死んでいたかもしれないと思うから、いろんなことに感謝するようになりました。プロレスをやらされたことを無理やりにでも〝優しさ〟と思えたのがその証拠です。

そして、なにより思ったのは親の大切さです。ボク、親孝行していないどころか、いまだに仕送りしてもらったりするんですよ。ほら、よく「子供に手がかかるうちは心配で死ねない」とか言うでしょう？　本気でそう思ってたから親を安心させたくなかったんです。

今回も東京に泊まり込んで、毎日病院に来てくれて申し訳ないとは思いましたけど、こんなに長く一緒にいられたのは久しぶりだったから、ボクはしっかり子供に戻れました。親にとってもよかったんじゃないかなと思って「よかったでしょ？」って聞いたら、「入院じゃなければね」と言われて、ちょっと反省しました。

子供が入院だなんて、こんな親不孝なことはない。だから今度こそは親孝行を！って思っています。「するする詐欺」とか言われてますけど、そのうち温泉旅行にでも連れていきます。その時は両親の分もちゃんと旅費は出しますよ（笑い）。

愉快な病人㉕

# 濱中博久

（アナウンサー・ナレーター）

## 急性心筋梗塞

## 「治ったんじゃない？」と思って医者に相談してみると……

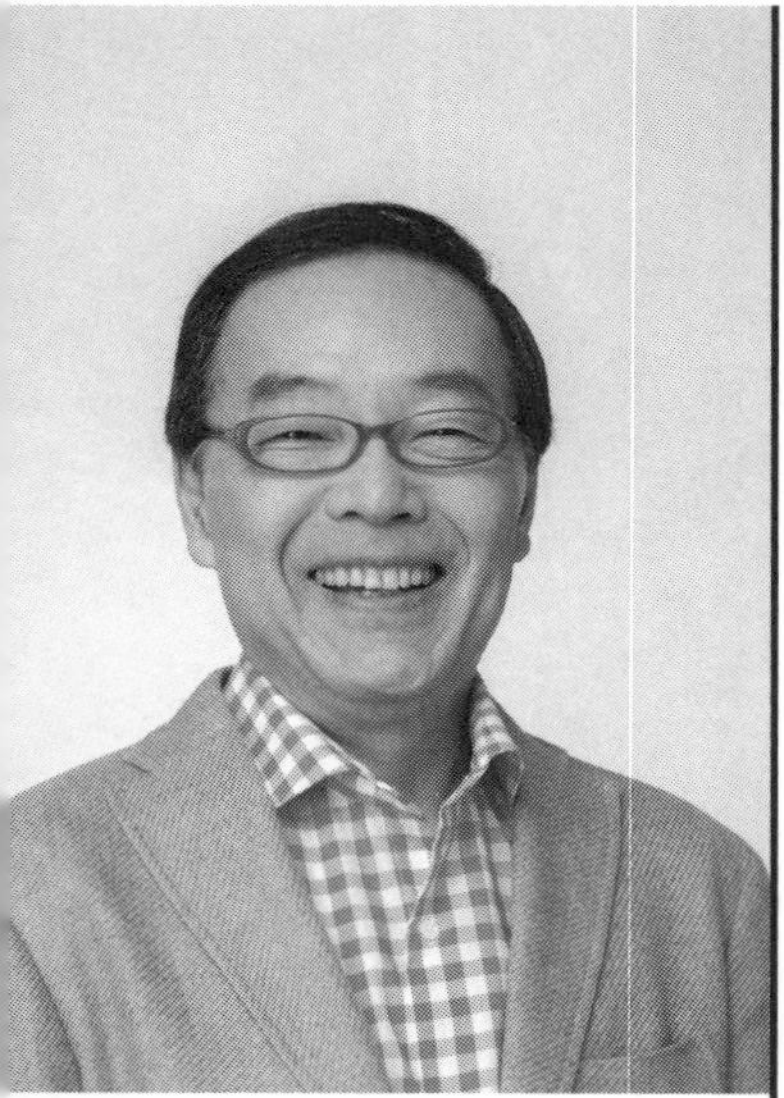

▽はまなか・ひろひさ　1952年、京都府出身。1977年、NHKに入局し、「きょうの健康」をはじめ、ジャズや短歌など幅広い番組で司会を担当した。2012年に定年退職。フリーランスとなったいまも、「NHKスペシャル」など、ドキュメンタリー番組のナレーションを務めている。

「濱中さん、直ちに救急車を呼んですぐ来てください！」

２０２１年の１月、電話の向こうの医師にそう言われて、さすがの私も「えっ？」と仰天しました。私はそのとき、いたって普通に話せるし歩ける状態だったのです。でも、じつはこのときが一番危険な状態だったと後から知りました。

心臓に最初の異変が起こったのは、２０１９年12月でした。**不整脈です。私はＮＨＫで長い間「きょうの健康」という番組の司会を担当していたので、健康知識が人より多い自負があります。食生活や毎日のウオーキングなど、健康管理にも自信がありました。**

実際、血圧の薬を飲んでいること以外は何も問題がなく、不整脈はまったく意外でした。そのときは、カテーテルアブレーション（専用カテーテルを心臓の内部に入れて原因となっている心筋を焼く）という治療を行い、すっかり良くなりました。

「もう大丈夫――」

そう思っていた２０２０年秋、いつものようにウオーキングに出ると、なんとなく胸の真ん中が重く感じました。圧迫されるような違和感です。歩くのをやめると症状は消え、歩きだしてしばらくすると、また違和感を覚える。

その規則性にピンときて、長年診ていただいている血圧の先生のところへ行って

「心臓に問題が?」と質問すると、「おっしゃる通り。狭心症の症状です」と言われ、検査で確定診断されました。

## 「いずれ、ステントを入れる手術をしたほうがいい」医師の言葉に気乗りしなかったが……

ただ、その時点では緊迫性はなく、処方されたのは発作時に使うニトログリセリン舌下錠でした。

舌裏には太い静脈があり、ニトロはそこから吸収されて冠動脈が急速に広がって楽になるのです。狭心症の人にとってはごく普通の薬で、私もそれを持ち歩くようになりました。

そのとき、医師から「年齢から考えて、いずれステント(血管を広げる網目状の筒)を入れる手術をしたほうがいいね」との話がありました。私はあまり乗り気ではなかったのですが、とりあえず心臓専門病院へ行って「来年の2月ぐらいにもう一度相談しましょうか」と、ざっくり話をしました。

ところが、その年末から狭心症の症状がまったく出なくなったのです。「治ったんじゃない?」と思いました。相談していた先生にも「手術はしなくていいのでは?」と話してみました。すると、こう返されたのです。

「症状が出なくなる人はときどきいます。でも冠動脈の狭窄が自然治癒することはあり得ません。濱中さんの血管の状態は全体的に悪い。現状は、血管が詰まることを遅らせているだけで、良い方向に向かっているわけではない。服薬だけで案外長く無事に過ごせる可能性もあります。**しかし、徐々に悪化することは間違いないし、次に私のところに来るときは、救急車かもしれないですよ**」

それを聞いても「症状がないのだから服薬だけでいけるだろう」と楽観した私は、手術を白紙にして、それを家族や友人に話しました。すると、なんと全員が私の楽観を戒め、手術を勧めたのです。

不安になって、狭心症の標準治療のガイドラインなども読み込んで、正月明けすぐに病院へ行って前言を撤回、手術を希望しました。その時点でも緊急性はなかったので「来月できるといいですね」と、話がまとまりました。

ところがその直後に、消えていた狭心症の症状がまた出始めたのです。それでも、「まあ、来月には手術だからニトロでしのいでいればいいだろう」と勝手に考えていました。

## きわめて危険な状態であることも知らずにいた私 大事に至る寸前で命拾い

そして忘れもしない1月13日のことです。

長時間のちょっと大きな収録の仕事に行きました。心臓に不安は感じつつもやりきって、スタジオの出口まで来たとき、なぜだかふと病院に電話をしてみようと思ったのです。

**電話口に出た緊急当番の先生に、また症状が出てきて頻回になってきていることを伝えると「直ちに救急車を呼んで来てください！」と強い口調で言われました。**

仰天しつつも、痛くも苦しくもない状態で救急車はためらってしまい、タクシーと電車で病院まで行きました。すると、すでにドクターたちがスタンバっていて、「遅かったですね」と言われるわ、すぐに処置室に運ばれるわ、「家族を呼んで」と言われて慌てるわで、いま思うとまるでドタバタ喜劇です。

心臓の状態は、3本ある太い冠動脈の1本が髪の毛ほどの隙間しかなく、心筋の壊死が始まっていてもおかしくないきわめて危険な状態でした。すぐにステントを血管内に入れる手術を受け、アッという間に血流が回復して、3日間ほどで退院できました。

幸い私は大事に至る寸前で治療を受けることができ命拾いしましたが、自分は健康意識が高いので大丈夫という思い込みは完全に打ち砕かれ、血管の劣化が進んでいるという事実を思い知らされることになりました。

**どんなに気をつけていても、こういうことは起こるのです。寿命は個体差ですし、弱点となる体のパーツも人それぞれ。なるべく自分の弱点パーツを長持ちさせるようにするしかありません。**

「気をつけてるから大丈夫」と思わずに、少しでも変だなと思ったら放置しないことが大切だと思います。

愉快な病人㉖

# せんだみつお（タレント）

## 不整脈

## 「このまま死んじゃうのかな」と思ってすぐに救急車を呼びました

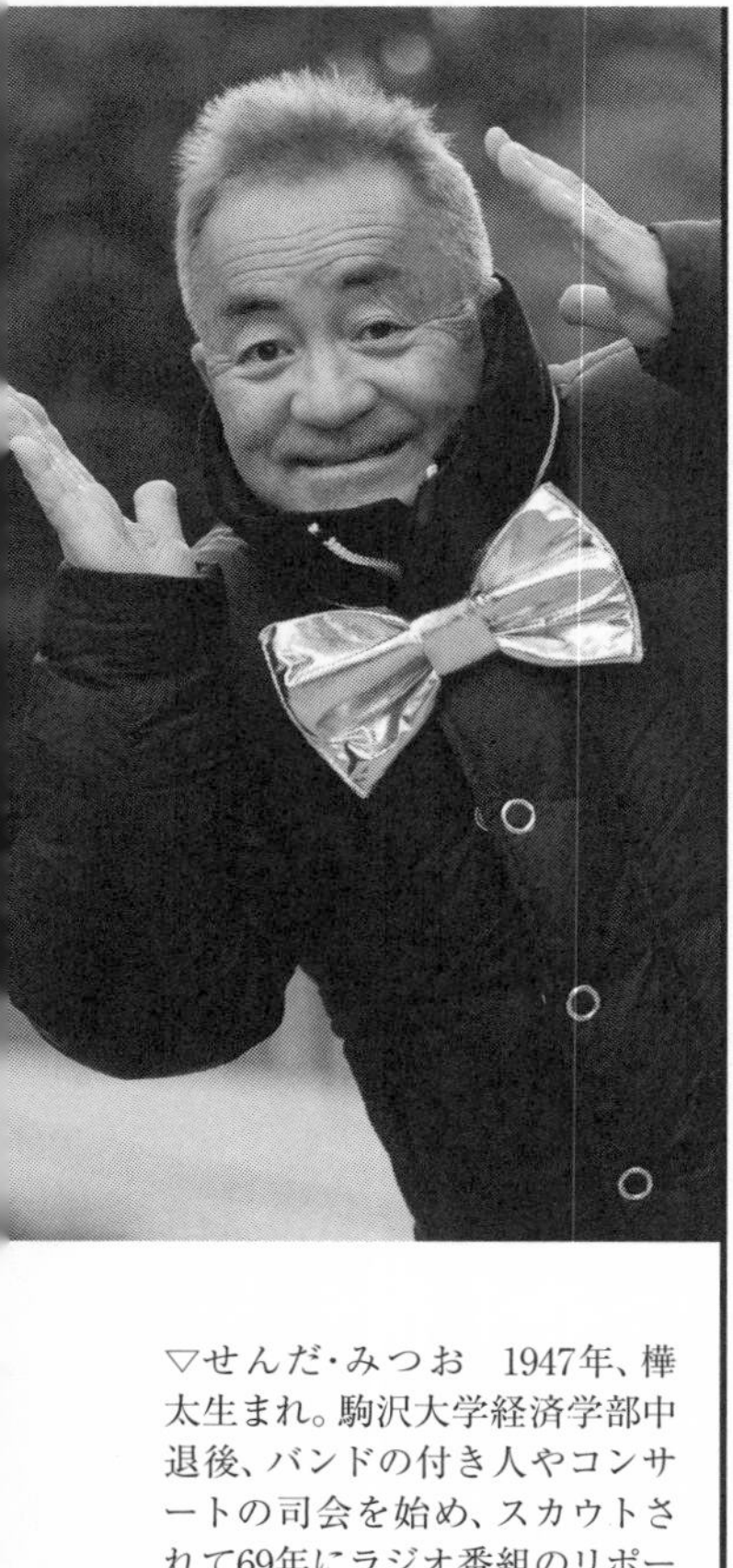

▽せんだ・みつお　1947年、樺太生まれ。駒沢大学経済学部中退後、バンドの付き人やコンサートの司会を始め、スカウトされて69年にラジオ番組のリポーターとしてデビュー。72年からバラエティー番組「ぎんざNOW！」（TBS系）、翌73年から「金曜10時！ うわさのチャンネル!!」（日本テレビ系）の司会を務め、「ナハ！ ナハ！」のギャグで人気を博した。近年は司会業をメインに活動している。

２０２０年の11月に「心疾患で救急搬送」とネットで報じられまして、敬愛する長嶋茂雄さんや芸能界の友人から「大丈夫？」といっぱい連絡をもらいました。ありがたいです。でも、もう元気そのもの。薬も飲んでいません。通院もしていませんが、月1回、心電図をとってもらい、異常がないか確認しています。先日検査したときは、1分当たりの心拍数が66回で、まったく異常なしでした。

お医者さんから「毎月検査してください」と言われたわけではありません。ただ、救急隊員の方、看護師さん、お医者さん……多くの医療従事者の方々に助けていただいた命ですから、おろそかにしちゃいけないと思いましてね。お医者さんには「優秀な患者さんですね」と言っていただいています（笑い）。

具合が悪くなったのは、２０２０年の11月21日の深夜0時半ごろ。いつも1～2時ごろに寝るので、寝る前にリラックスしてテレビで映画を見ていたんです。**そうしたら急に動悸がして、左腕が冷たくなった感じがしたんです。中に氷を入れたみたいに。**その冷たさがだんだん上のほうまで上がって肩にきて、胸へ広がって、最終的には、胸の真ん中あたりがバクバク……。４００メートルを全速力で走ったときのように、ハァハァと呼吸が苦しくなりました。

心臓ですから、とにかく恐怖！　ものすごく不安になりました。「やばい……このまま死んじゃうのかな」と思って、すぐに救急車を呼びました。酸素吸入器をつけてもらって大学病院に搬送されたんですけど、そのときの脈拍が192！　大変な数字です。

でも、ERで点滴をしてもらううちにバクバクが治まりました。お医者さんには「このまま入院して、明日、精密検査を受けましょう」と言われたんですけど、「入院拒否承諾書」を書いて3時ごろに帰宅したんです。翌日にイベントの仕事が入っていたもので……。

## これまで不正脈で3回救急車を呼んだ「6年ぐらいたったら心臓が弱るかな」と名医に言われていた

ただ、よく考えてみたら仕事の現場で倒れたら迷惑をかけてしまうので、仕事はキャンセルさせていただきました。で、「やっぱりちゃんと診てもらおう」と思い直して、無症状だったんですけど病院へ行って検査してもらったんです。

結果は「異常なし」でした。後日、24時間心電図を測れるホルター心電図で検査しましたが、それでも異常なし。結局、心筋梗塞でも心不全でもない、一過性の「不整脈」だったんですね。

自分では、「２０２０年コロナ禍仕事皆無ストレス症候群」だと言っているんですけど（笑い）。

それくらい２０２０年は大変でした。テレビやラジオのレギュラーを持っている芸人はいいですけど、僕のような司会や講演で食べてる芸人は全滅でしたから。心臓に症状が出たのは、寒さもあったと思いますけど、ストレスが良くなかったんだと思います。仕事がなくてずっと家にいると、おかしくなりますよ。

じつは不整脈で救急車に乗ったのは3回目なんです。1回目は２０１８年の8月20日、2回目は２０１９年の11月8日、それで、「芸能界の医学博士」といわれる所属事務所の最高経営責任者・生島ヒロシさんの紹介で、順天堂医院の名医に診ていただいたんです。そのとき「6年ぐらいたったら心臓が弱るかな」と言われたので、気をつけてはいたんですけどね。

**でも、救急車を呼んだから助かったんですよ。呼ばずにガマンしたために亡くなる方って、少なくないそうです。**われわれ団塊の世代はみんな70代になって、これから順番に黄泉《よみ》の国へ行くわけだけど、心疾患は増えるでしょうね。人間ドックを定期的に受け、動悸がしたら躊躇せず救急車を呼ぶ。そして、ムスコを元気にしようと、強いサプリメントは飲まないことですね。ナハ！　ナハ！

## 「急がない」「寒暖の差に注意」

## 生き方を変えて、のんびりと過ごす

お医者さんに、日常生活で一番注意するように言われたことは「急がないこと」。たとえば、電車の扉が閉まりそうなときに走って飛び乗ろうとせず、その電車をやり過ごして次の電車を待つ。僕はせっかちなので、つい走って飛び乗ろうとしちゃう。分刻みで仕事するぐらい忙しくするのも好きですしね。でも、それじゃダメ。いまは生き方を変えて、のんびりして、気持ちに余裕を持つよう心がけています。

あと、**寒い時期にゴルフをしない。寒暖の差が心臓には良くないので、家の中ではお風呂とトイレに気を付ける。**外出時は、このジャケット（写真）をちゃんと着る。息子（俳優のせんだ雄太）が「寒いのはいけない」って買ってくれたんですよ（笑い）。

これまで病気といえば31歳のときに激務から肝臓を悪くして、半年休業したことがありました。おかげで、僕の仕事は黄金期から一気に氷河期になりましたけど（笑い）。以来、2年おきに健康診断を受けてきました。これといった病気はなかったんですけどね。〝元祖ピークを知る男〟ですから、これからは第2黄金期を目指してがんばりますよ！　負けるな団塊!!

# ダースレイダー（ラッパー）

## 脳梗塞・糖尿病

## 気が付いたら、ベッドに寝ていてそばに青い服の医師が立っていた

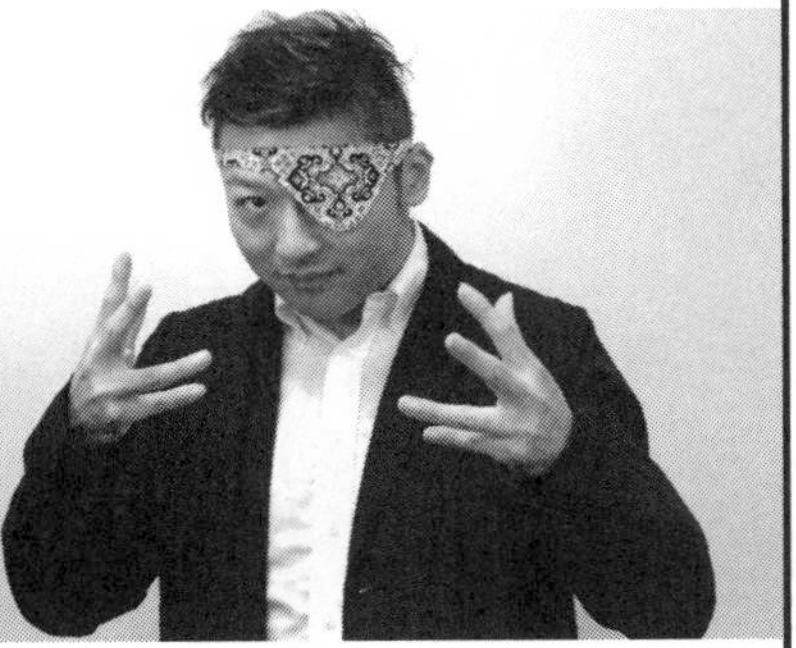

▽だーすれいだー　1977年、フランス生まれ。幼少期をイギリスで過ごし、日本の中学・高校を経て東京大学に入学。浪人時代にラップに目覚め、在学中に本格デビューして大学を中退。バンド活動と並行してMCバトルの大会主催も手掛ける。「高校生RAP選手権」（BSスカパー）に企画から参加し、第1回放送はレフェリーとして出演。現在は「ベーソンズ」でボーカルを務めるほか、司会や執筆など幅広く活動している。著書に「ダースレイダー自伝 NO拘束」（ライスプレス）がある。

「もうすぐ出番です」と言われたので、「よっしゃ！」とトイレで顔を洗ったら、突然世界が一回転したんです。２０１０年、青山のクラブ、深夜のイベントで僕は司会をするはずでした。

**何が起こったかわからず、「地震か？」と思いながら洗面台にしがみついたけど、グルグル回って止まらない。助けを呼びたくても声が出せない。**立てないからゴロゴロ転がってやっとトイレの外に出たら、驚いたスタッフに押し戻されて「吐いてください！」って……。きっと急性アルコール中毒かなにかだと思ったんだろうけど、説明したくても口がきけないまま、そのうち泡を吹いたもんでクラブの外に運び出されたんです。仲間のひとりが「脳梗塞かもしれない」と気づいてくれたので、通りかかった演者のクルマで最寄りの病院に運ばれました。病院には電話で症状を伝え、「クルマで向かってます」と連絡済みだったのでスムーズに受け入れてもらえました。

## 前兆はひどい肩こりくらい
## 「異常なし」のレントゲン検査の翌日に……

その頃にはもう気を失っていてわからないのですが、安定剤を点滴されていろいろ検査をされたようです。気づいたら翌朝でした。僕はベッドに寝ていて、そばに青い服の医師が立っていました。「脳梗塞です。いまから3カ月ほど入院です」と言われて、「うわ〜」と思いました。

前兆らしきものは、ひどい肩こりぐらい。数週間悩まされて整形外科で肩のレントゲンを撮り、「異常なし」と言われた翌日の脳梗塞でした。

アチコチの科に回されて脳梗塞の原因を調べると、どうやら僕は糖尿病になっていたようで、それが脳梗塞を引き起こした可能性が高いとのことでした。**じつは僕、父親が40代で亡くなったときからの病院不信で、10年以上、健康診断を受けていませんでした。**具合が悪くても自己判断で乗り越えていたせいでどこにもデータがなく、検査が全身に及んだのです。

揺れ続けるめまいの原因は左耳の三半規管でした。三半規管は両耳の後ろにあるんですけど、通常、利き手と反対側の三半規管が反応しているそうで、医師には「片方がダメージを受けても、3週間ぐらいするともう片方が機能するようになる」と言われました。パソコンのデータ移行のようなことなのでしょう。

しかし、3週間はずっと荒波に揺れる船酔い状態で、常にバケツを抱えて過ごすしんどい日々……。でもある日突然、なんともなくなったのです。データ移行の完了を実感しました。めまいが消えて、さぁリハビリ（！）となったのですが、歩こうとしたときに「どうやって歩いてたんだっけ?」となりました。足の動かし方、力の入れ方を忘れてしまって、一つ一つ考えなければ動かないのです。「歩くってこんなに複雑な動作だったんだ」と再発見しました。

そのあと久々にテレビを見る気になって、院内で映画「スター・ウォーズ」を見始めたら、「あれ? 左目、見えなくない?」と気づいたのです。

眼科で診察を受けると、左目は視野欠損で真ん中が白く見える状態でした。目の奥で血管が破れて新生血管ができ、それがもろくて切れるという内出血を繰り返すうちに、視神経に損傷を与えているとのことでした。両目ともにその傾向があって、左目は特に進行していたようです。それで、新生血管を焼き切る手術を受けました。

**でも左目の視力は戻らず、「いまの医学では、どの視神経を修復すれば視野が戻るかわかっていない」と言われたとき、左目は諦めました。**

## 新しい自分を獲得!
## 病気を通してパワーアップしていける

3カ月と言われていた入院は1カ月半で済み、その後、リハビリ病院にしばらく通い、体は回復していきました。でも退院から1年後、今度は右目が突然見えなくなりました。ある日、上からカーテンが下りてくるように赤い膜がかかったんです。眼科に行くと、「内出血している。出血が引かないと詳しい診察ができないから3日後に来て」と言われました。

結果的に3週間出血が引かず、何も見えない生活をした後、失明のリスクもある手術を選択し、無事、右目の視力は0・8+乱視に戻りました。

その後も腎臓の状態が悪くなって「何もしなければ余命5年」と告げられたり、2年前には救急車で運ばれて「あと数時間遅かったら死んでたよ」と言われるような経験をしてきました。

**でも、しんどいことは通過すると全部糧になる。僕は「病気は誰がいつなってもおかしくない通過儀礼」だと思っています。病気を通して新しい自分を獲得するんです。**だから悪いことではないですし、むしろパワーアップした自分になれると捉えています。

ヒップホップという表現の中で、僕は眼帯をトレードマークに「派手で元気な病人」の姿を見せていきたい。良くも悪くも特別扱いされる居心地の悪さや、浮いたり沈んだりする病人の気持ちを僕なりに発信していこうと思っています。

愉快な病人㉘

# 平浩二（歌手）

## くも膜下出血

## 急に声が細くなり、後頭部に「グワーン」とものすごい痛みが……

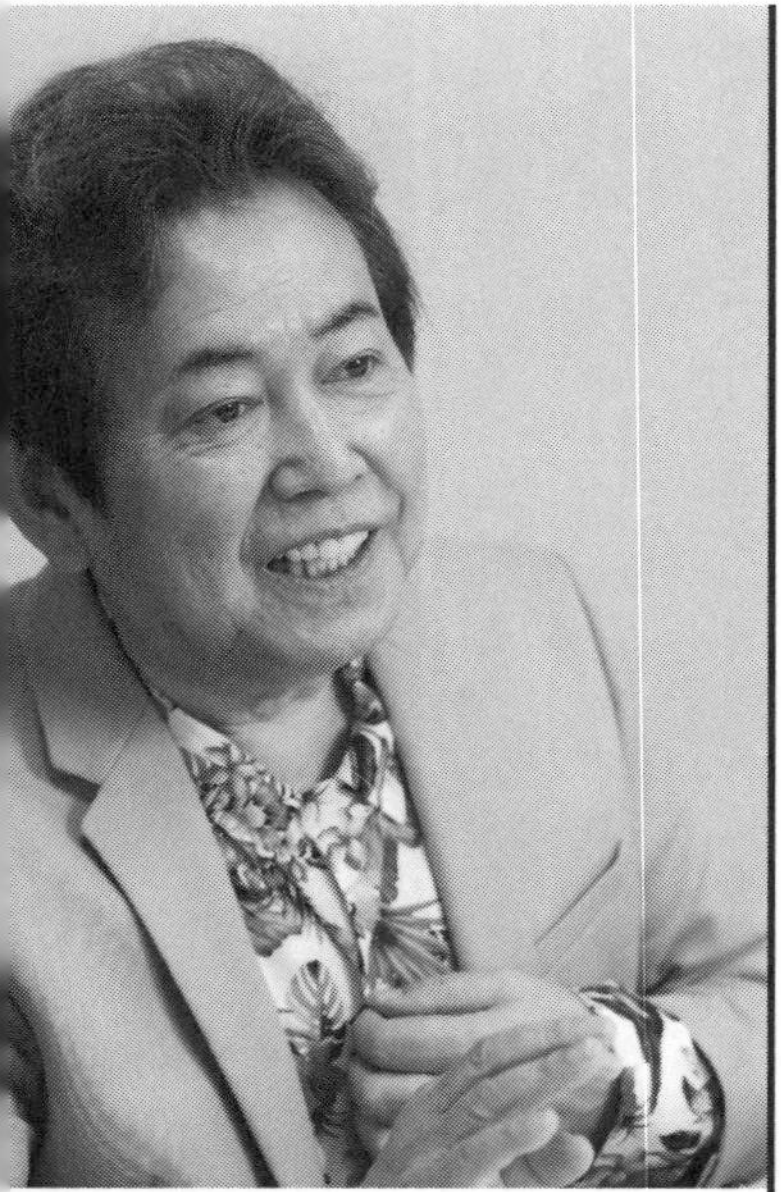

▽たいら・こうじ　1949年、長崎県生まれ。1967年に歌手を目指して上京し、2年後に「なぜ泣かす」でレコードデビュー。1972年に「バス・ストップ」が大ヒットし、その後も多くのアーティストにカバーされている。50周年記念アルバム「50th アニバーサリー　平浩二～魅惑のすべて～」など作品多数。初代・佐世保観光名誉大使でもある。

健康にはすごく自信があったんですよ。だから、まさか脳の病気なんて自分でもビックリでした。

2021年の4月5日のことでした。歌手が何組か集まって日本各地を回る夢グループのコンサートを行っていたんです。その日は、昼は山口県の宇部市で1部を終え、そのままみんなで1時間ほどバスに揺られて下関まで移動。修学旅行みたいにわいわいしながらコンサート会場に着いて、18時から2部がスタートしたところでした。

和気あいあい楽しい一色で迎えたステージ上で、歌前の軽いトークを司会役の保科有里さんとしていたとき、「あれ?」と思ったんです。

## ステージ上で異常事態発生 首から後頭部を「ドーン」「グワーン」という痛みが襲った

急に自分の声が細くなったんですよ。とっさにマイクの不具合かと思って音響スタッフに何か言いかけたその直後、首から後頭部にかけてものすごい痛みを感じたんです。ドーンというかグワーンというか、言葉には言い表せません。「これから『バス・ストップ』を歌わなきゃいけないのに」「歌い切れるかな」「歌わなきゃ」「でもどうしよう」とトークをしながら葛藤しました。

そうこうしているうちにガンガン痛みが増してきたので、「1～2分座って休めば治るかもしれない」と思い、保科さんには申し訳なかったのですが、そっとステージの袖に引っ込みました。**でも良くなるどころか痛みは強くなり、「これは普通じゃない」となって、スタッフに救急車を呼んでもらいました。**

歌わずにステージを降りるなんてプロ歌手として恥ずかしく、お客さまや関係者に申し訳ないと思いながら、人の手を借りてステージ衣装から私服に着替えました。救急車に乗り込んだのは夜7時ぐらい。搬送中「なんだ、この痛みは？　もしかしてこのまま死ぬのか？」と心細くなりました。でも夢グループの石田社長が付き添って、ずっと話しかけてくれていたので救われました。話の内容はあまり覚えていませんが、心強かったことだけはたしかです。

病院に到着したぐらいからの記憶はなく、気付いたのは手術も終わった2日後の昼でした。その間、僕はドクターヘリに乗ったようです。

5日に救急搬送された病院の医師の判断でその場では止血だけして、翌朝ヘリで山口大学医学部付属病院に運ばれて本格的な手術が行われたのです。カテーテルを使い血管内からコイルを入れて塞栓する手術をしたようです。ありがたいことに脳神経外科の名医が担当してくださり、「とてもきれいにコイルが入っている」と、東京で診ていただいた先生がおっしゃっていました。

**入院は23日間に及びました。14日間は集中治療室で点滴だらけ。術後は頭痛が続き、日によって痛むところが移動していくので「本当に治るのかな」と不安でした。**

コロナ禍なので東京から駆け付けた家族にも会えず、寝ていても落ち着かない日々でした。

そんな頭痛もだんだん落ち着いてきてだいぶ楽になってきたときに、医師から「これから４～５日が第二の山です」と言われてドキッとしました。結局、何事もなく乗り越えましたけどね。

たくさんつながれていた点滴が日に日に少なくなっていって、背中に入っていた水頭症防止の水抜きの管も抜けてしまうと、不思議なものでちょっと不安でしたね。あんなに点滴が嫌だったのに「全部抜いちゃって大丈夫なの？」と看護師さんに聞いちゃいましたもん（笑い）。

## かかりつけ医からも指摘されたことはなかったが「原因は高血圧」と意外な診断

あとから、最初の病院で止血をしてくださった先生が山口大学の出身で、名医との連携やヘリの手配など全部やっていただいたと聞きました。おかげさまで何の後遺症もなく、わずか40日後にはステージで歌うことができました。倒れた際、現場で機敏に対応してくれたステージスタッフと、救急車内で励まし続けてくれた石田社長、そして関わってくださった医療関係の方々の素晴らしい連携があったからこその奇跡だと思っています。

原因は、意外にも高血圧だと言われました。

僕はかかりつけ医にそんなことを言われたことはなかったですし、**もちろん降圧剤など飲んでいなかった。コロナ前にはジムに通い、たまにジムで血圧を測ってもせいぜい130(㎜Hg)とか140だったので、「ちょっと高めかな」ぐらいの認識で、血圧はまったく気にしていませんでした。**コロナ禍ではジムが休業になったので、小1時間のウオーキングをして健康管理には気を付けていたつもりなのです。

でも、原因が高血圧と言われて、いまは降圧剤を飲んでいます。毎日昼と夜、血圧を測るようになりましたし、少し体重が増えてきたので、ご飯は控えめにしています。つくづく健康が一番だと実感しました。後遺症はありませんが、23日間の入院生活ですっかり足腰が弱ってしまったので、時間をかけて少しずつ元の筋力を取りもどしたいと思っています。

愉快な病人㉙

# 根本　要

（ミュージシャン）

脳梗塞

## 血圧もコレステロールも異常なし ある日突然、唇の左半分だけがピリピリしびれて……

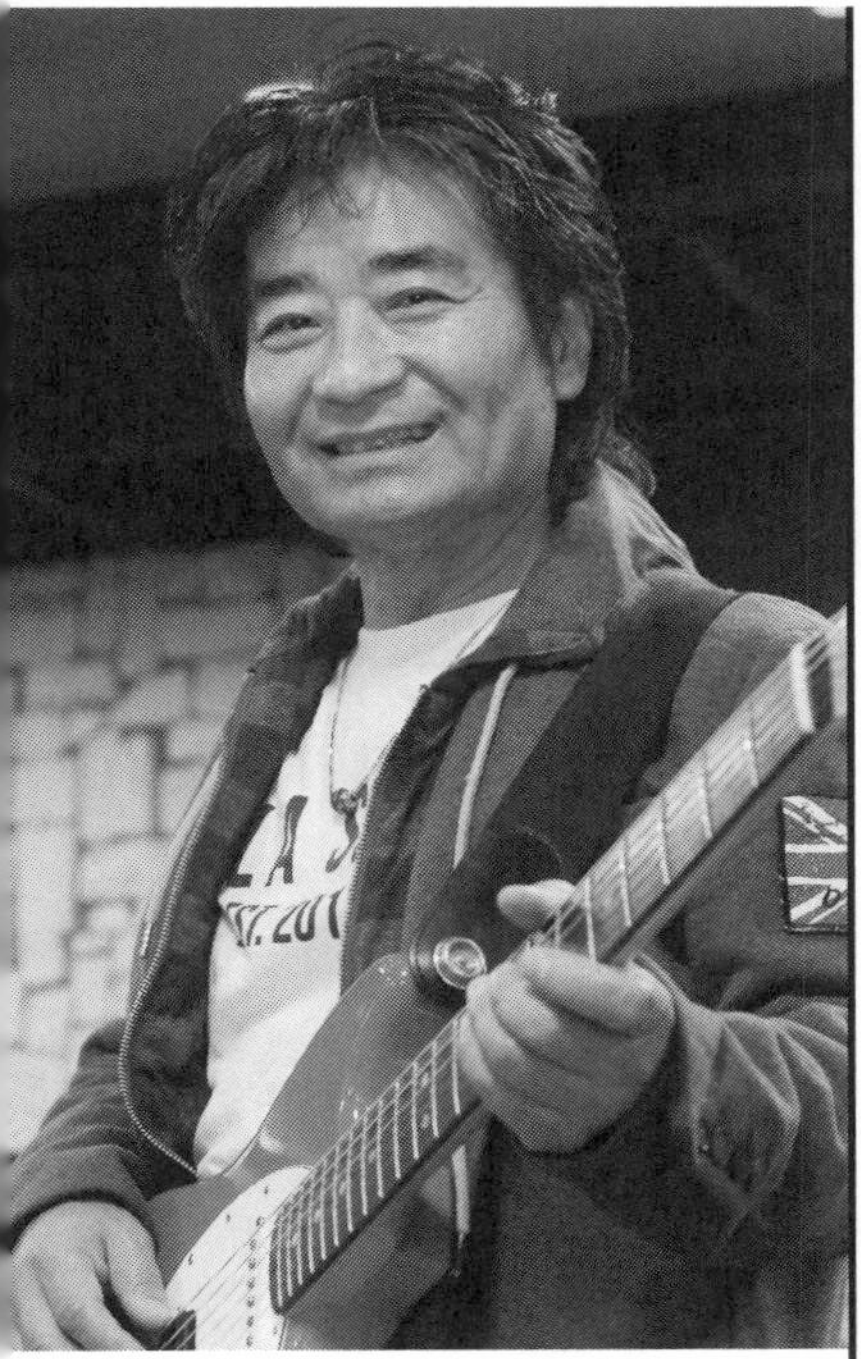

▽ねもと・かなめ　1957年、埼玉県生まれ。79年に結成したロックバンドでボーカルを務め、81年に「スターダスト☆レビュー」としてメジャーデビュー。「今夜だけきっと」「木蘭の涙」など数多くのヒット曲を持ち、ラジオの人気パーソナリティーとしても活躍している。活動の中心はライブで、現在も20年に発売したアルバム「年中模索」のツアーで、22年5月まで全国を巡る。

「スターダスト☆レビュー根本要、脳梗塞で入院」

そんなふうにネットニュースで報じられていることに、一番びっくりしたのはボクなんです（笑い）。「こんなに元気なのに、なぜ入院？」と思っていましたからね。発表は脳血栓でしたが、正しくは「微小な脳梗塞」なんですって。

入院したのは、2018年の6月。その日はラジオ番組4本分の収録があり、昼1時から夜7時まで、ずっとしゃべっていました。その1本目の収録から、**昼の左半分だけがピリピリしびれていたんです。「すぐ治るだろう」と思ったんですが、結局、収録の最後までずっとそれが続きました。**

滑舌に問題はないし、ほかにどこもおかしくない。でも「昼左半分だけ」というのが何とも気になって、その夜、約束していた飲み会をキャンセルして帰宅したんです。すると妻が「飲み会をキャンセルとは一大事」とばかりに驚いて、少しするとボクに通話状態の電話を差し出しました。

東京には、救急車を呼ぶかどうか迷ったときの「救急相談センター」というのがあるらしくて、電話はそこにつながっていました。ボクが症状を説明すると近所の大学病院を紹介され、「そこに電話して症状を話したほうがいい」とのことでした。すぐに病院に電話すると「一度検査したほうがいい」と言われ、徒歩数分のところにあるその病院へ「まぁ、散歩がてら行ってみるか」と妻と出掛けました。

**「ご家族の方はいらっしゃいますか？」**
**医者が神妙な面持ちで……**

救急の窓口で「お電話の方ですね」と迎えられ、そのまま血圧、心電図、ＭＲＩ検査をしました。で、検査室からストレッチャーに乗せられて出てきたら、医者が神妙な面持ちで「ご家族の方はいらっしゃいますか？」っていうわけです。

もう、「エーッ!?」ですよね。脳血管に微小な塊が見つかったらしいんです。すぐに「入院が必要です」ってなって、「じゃあ、日程をスタッフと相談して……」と言ったら、「いや、このまま入院していただきます」と告げられました。また「エーッ!?」ですよ。

**脳梗塞は症状が出てから24時間が一番危ないということで、頭を持ち上げることもできないまま、翌日まで集中治療室で寝かされました。**

頭の中では、入院がツアーにずれ込んでしまうかもしれないという心配と、脳の病気を持っていたんだという現実、それから〝この病院の看護師さんは、みんなすごく可愛い〟という3点がグルグル回っていました。

実際、看護師さんたちは激務の中でも優しくて「本当にすごい」と感動しました。だからこそ、何が嫌だったかって〝オシッコ〟ですよ。「トイレに行きたい」と言えば、てっきりトイレまで連れていってくれるのかと思ったら、スッと尿瓶を渡されるんです。経験がないですから、なかなか出ないし、出たら出たで我慢していた分、止まらない。止まったら、それを可愛い看護師さんに渡さなくちゃいけない……。恥ずかしいですよ。でも、もう最後は覚悟を決めて「入院とはこういうことなんだ」と開き直りましたけどね（笑い）。

## その後異常も見つからず一週間で退院「偽装入院」の噂が出た

危険とされる24時間が経過すると、一般病棟に移され、1週間で退院しました。**血圧も、コレステロール値も、血液のサラサラ度も異常がなく、全身の血管を調べても、どこかから血の塊が脳に飛んで塞がったわけでもないらしい。**原因不明のまま、いまも経過観察中です。

といっても、唇のしびれも入院中に消えて、後遺症は何もありません。しかも、アルバムのレコーディングが終わって、これからツアーが始まるというはざまだったので、仕事への影響も最小限で済みました。あまりに良過ぎるタイミングに「偽装入院」の噂が出るくらい（笑い）。

それでも、無料ライブを含めて3本の仕事をキャンセルしたことは事実。デビュー以来37年間、自分たちの都合でライブをキャンセルしたことは一度もなかったので、かなりショックでした。

ボクは、音楽を仕事だと意識したことがありません。人を喜ばせるためではなく、自分が楽しいから音楽を続けているだけなんです。ただ、ファンの方々からびっくりするほどたくさんのメールをいただき、ボクらの音楽が、誰かの楽しみや生きる力になっているのを、改めて知ることになりました。

やっぱり、ご迷惑をかけないよう、平常に暮らせる健康は必須だと痛感します。

でも、たとえマイナスなことでも、起こったことすべてが自分の人生の花になっていくと思っているので、今回のことも前向きに捉えています。ステージでは、面白おかしくネタにして笑いを取り、それがきっかけでファンの方々から「夫を病院に行かせました」「早期発見できました」という声も届きました。結果的に3人ぐらいの命は救えたんじゃないかなと思ってます（笑い）。

愉快な病人㉚

# ヤマザキモータース（芸人）

## 急性散在性脳脊髄炎

## 気づいたら胸から下の感覚がなくなっていて
## オシッコも出せなかった

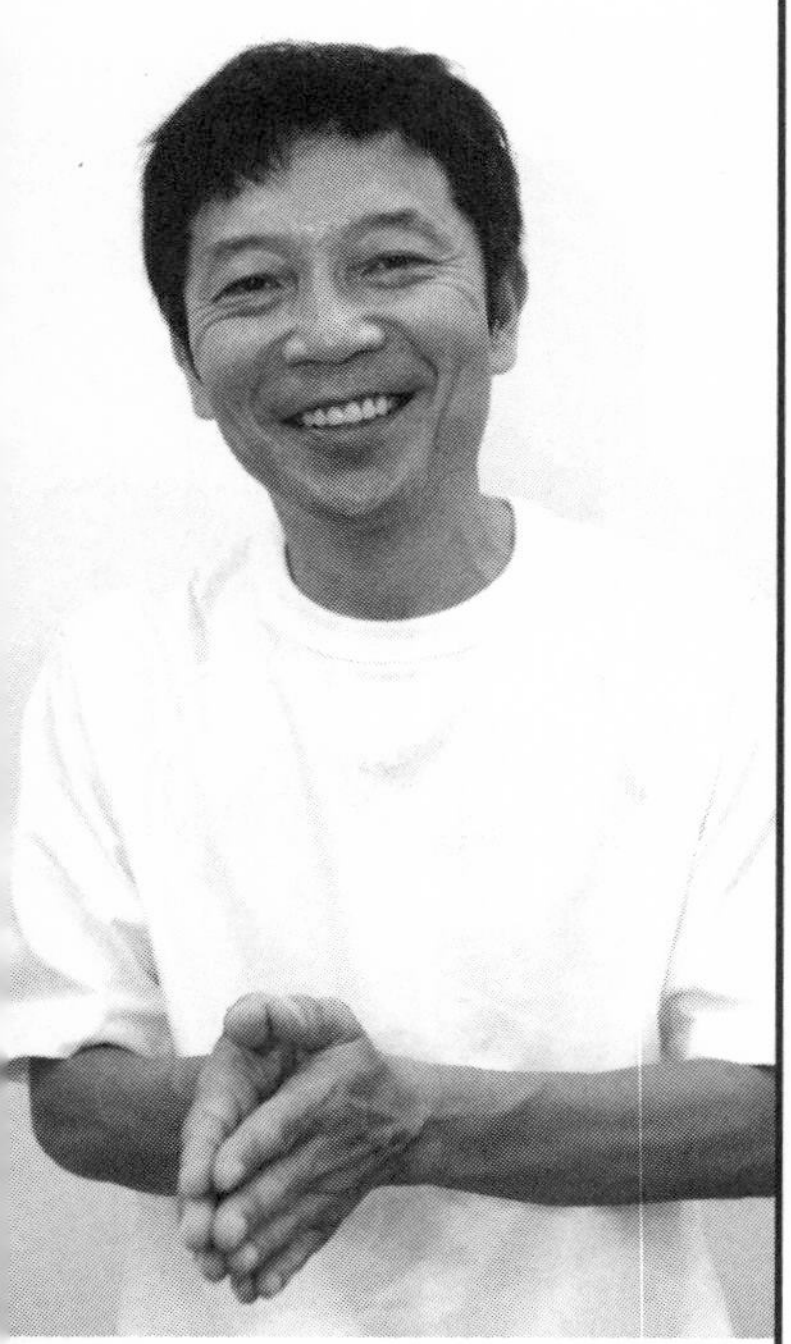

▽やまざきもーたーす　1969年、滋賀県生まれ。大学進学で上京し、アルバイト先で知り合った白川安彦とお笑いコンビ「ノンキーズ」を結成。2002年に解散し、04年に新しい後輩の末吉くんと「山崎末吉」を結成するが、その直後に病気が発覚してコンビを解消した。知人の計らいで07年からワタナベコメディスクールの講師を務めつつ、お笑いコンビ「くらげライダー」を経て、ピン芸人に。16年に開校した太田プロのお笑い学校講師となり、現在は講師を中心にお笑いライブの企画・運営で手腕を発揮している。
https://mortors-owarai.amebaownd.com

２００５年、「急性散在性脳脊髄炎」、通称「ＡＤＥＭ」という病気を発症しまして、一時は胸から下の体の感覚が麻痺して、まったく動かせなくなりました。リハビリで歩けるようになったのですが、いまだに走ることはできませんし、なんといっても排尿障害で自力でオシッコを出し切れないという後遺症が残りました。

夜はいまでも毎日、自分でカテーテルという管を挿して導尿しています。初めの頃は痛くて怖くて大変でしたが、もう麻酔ゼリーなど使わなくても挿せるようになりましたよ。慣れってすごいですよね（笑い）。始まりは風邪でした。めったに風邪などひかない健康体だったのですが、地方営業に行ったときになんとなく体調が悪くなって……。東京に戻ってすぐに病院に行けばよかったのに、翌日から３日連続でパチンコ店での営業がありまして、店内をしゃべりながら練り歩きました。

で、４日目のオフ日に妙に背中に痛みを感じたものの、「風邪で体の節々が痛いってこういうことか」と思いながら、夜には芸人仲間と飲みに行ったんです。**でもそのとき、トイレに行ってもオシッコが出なくて、ちょっとおかしいなと思い始めました。**

翌朝には熱が38度もありました。それでも、朝から例のパチンコ店の営業があったので無理やり行って仕事をやり切り、フラフラになって当時の彼女、いまの嫁さんのところに転がり込みました。その夜、彼女の家の近くの救急病院へ行ってオシッコを抜いてもらったのですが、肛門に力が入るかどうかを検査したところ、力が入らないことが判明して……。そこから、本格的に「これはおかしいぞ」となって脊髄の検査になりました。

## 「何万人に1人の変わった病気だけど、徐々に治る」はずが……

脊髄液を採るための麻酔注射は研修医が担当で、それがへたくそで五寸釘を打たれるようなものすごい痛みを味わいました。

そのうちベテランらしき医師が来て、「どこに打ってんだよ」という声が聞こえたときは朦朧とした意識の中でも恐怖を感じましたね。そのまま朝方になって、「急性散在性脳脊髄炎」とわかり、緊急入院になりました。

気づいたら胸から下の感覚がなくなっていて、「何万人に1人の病気であまり症例がない」と告げられました。ただ、「変わった病気だけど徐々に治っていきます」と医師が言うので、「年内には何とかなるだろう」と楽観的でした。それが2005年10月のことです。

**下半身は動かない。オシッコは出ない。当初は便も自力で出せなくて看護師さんにかき出してもらっていたので、「オレ、何やっとんねん」と情けなくなりました。**

結局、その病院に2カ月、その後はリハビリ病院に移って2カ月、計4カ月の入院生活を送りました。治療は最初の1カ月間に炎症を抑えるステロイドを打っただけ。あとは自力で良くなるしかない病気のようです。

僕の場合、この病気になったのはサイトカインストーム（免疫の暴走）によって正常な細胞を攻撃してしまう自己免疫疾患が原因。僕の免疫は風邪のウイルスと闘うはずだったのに、なぜか脊髄を攻撃してしまい、脊髄に炎症を起こしてしまったようなのです。後から聞いた話では、「脳にも少し炎症があるので、もしかすると重篤な状態になるかもしれない」と家族は言われたそうです。

そんな少々重たい空気が漂う中で、いち早くお見舞いに来てくれた先輩芸人たちが、僕を見るなりクスクス笑い出したことがありました。「何ですか?」と聞くと、僕が着ていたTシャツを指さすので、ふと見たら胸にでっかく「THE END」の文字。狙ったわけじゃないですけど、洒落がきいていました（笑い）。

## 「高額療養費制度」で救われた

リハビリで感覚が徐々に戻ってきた間は楽しかったですが、2～3年もすると停滞して、そこから先はずっと横ばい。幸運にも脳の炎症による障害は出なかったものの、神経の通りが悪いので、ジッとしていると筋肉が硬直しやすいんですね。ただ、初めはベッドで起き上がることすらできなかったのですから、こうして杖なしで歩けるようになっただけでもありがたいことです。

病気になって感じたのは、日本の医療制度の素晴らしさです。僕、民間の医療保険には一つも入ってなかったので、売れっ子芸人に借金して月60万円ほどの入院費を払っていたんです。けど、国民健康保険には「高額療養費制度」というものがあるのを人生で初めて知りまして、申請したら自己負担額は月数万円で済みました。長いこと国保を納めてきて心底よかったと思いましたね。

**つくづく自分一人で生きているんじゃないと思いましたし、社会というコミュニティーの中で人とつながって生きていくことが大事なんだと思いました。**

仕事は表舞台から裏方になりましたけど、小さい頃の夢が「学校の先生」だったので、いま、お笑い学校の講師ができているのは全然悪くない。いつだったか、友人から言われて妙に印象に残っている言葉に「人生ケセラセラだよ（なるようになるさ）」があります。別に病気のことを話していたわけではなく、ただの世間話に何げなく出てきた言葉ですけど、「本当にそうだな」と腑に落ちました。これからもケセラセラで生きていきます。

愉快な病人㉛

# 紺野ぶるま（芸人）

## 心房中隔欠損症・卵巣のう腫・突発性難聴

## 心臓に穴が8個あって、「自分の胸にはオカリナがある」と自慢していました

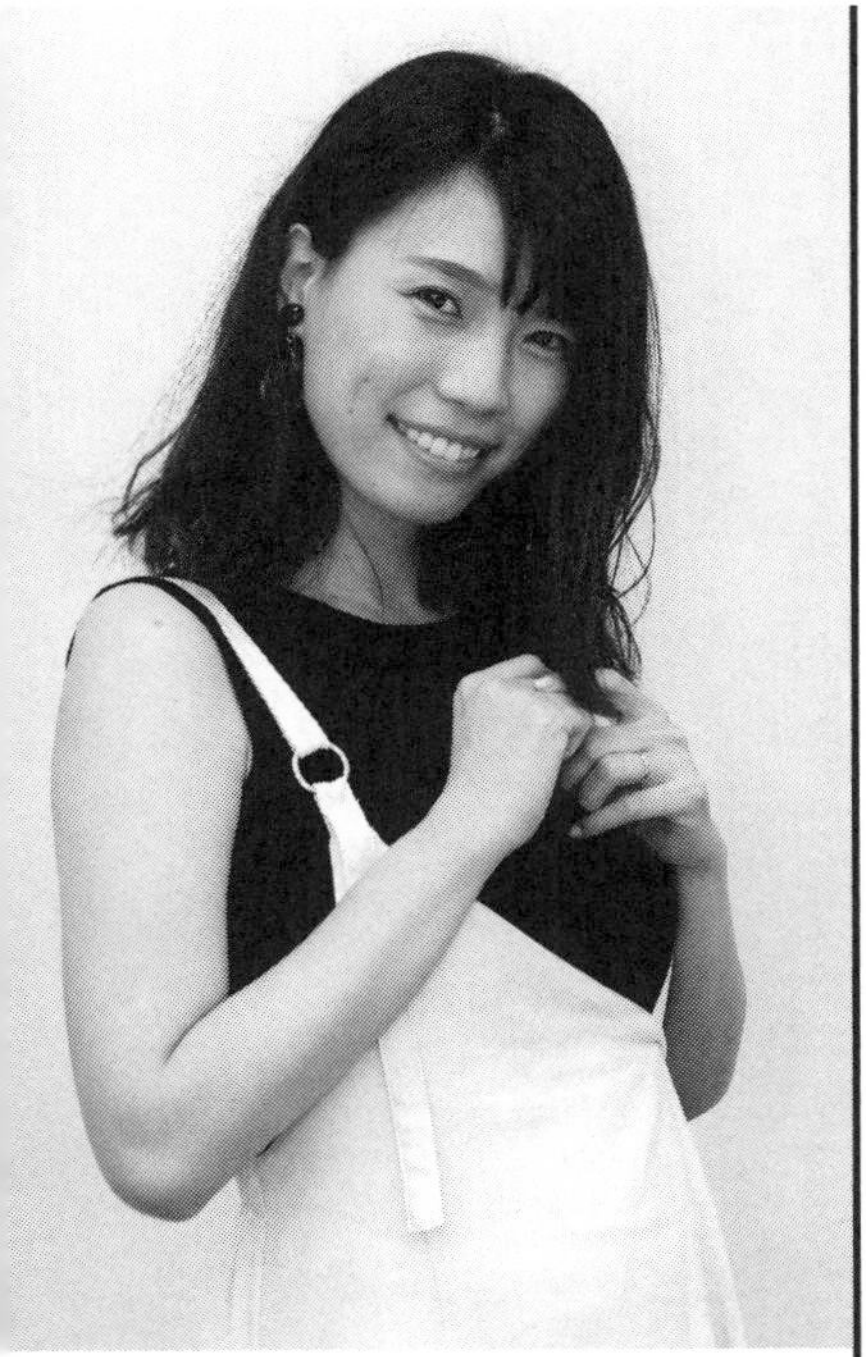

▽こんの・ぶるま　1986年、東京都生まれ。21歳で松竹芸能の東京養成所に入り、お笑い芸人の道へ。15年に、すべてのお題を「ちんこ」で解く、「ちんこ謎かけ」が話題になり、「R−1ぐらんぷり」の17、18年で決勝進出。「女芸人No.1決定戦THE W」でも17年から3年連続で決勝進出を果たす。19年に結婚。著書に、下ネタへの熱い思いをつづった「下ネタ論」（竹書房）と、エッセイ集「中退女子の生き方〜腐った蜜柑《みかん》が芸人になった話〜」（廣済堂出版）。

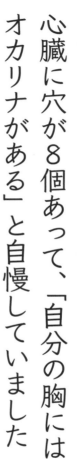

先天性の心疾患「心房中隔欠損症」だとわかったのは5歳のときでした。

ある日、「ウォー」って叫ぶくらいめちゃくちゃお腹が痛くなって、保育園に行けなかったことをはっきり覚えています。自宅近くの病院でレントゲンを撮ったら、便が胸の辺りまで到達していてお医者さんも家族も驚いていました。そのときは浣腸をして終わりましたが、わりとすぐに2回目の腹痛に襲われ、親もおかしいと考えて向かったのが大学病院でした。検査をすると、右の卵巣が腫れあがっている上に捻転を起こしていました。5歳にして「卵巣のう腫」でした。**あとで知ったのですが、卵巣のう腫になると便秘になりやすくなるらしく、あれは一つのサインでもあったんです。**

それで「手術しなければ」ということになり、全身を調べていたら「心房中隔欠損症」も発見されたというわけです。

心房中隔欠損症は、右心房と左心房の間の壁に穴が開く病気で、私の場合は穴が8個も発見されました。なので、卵巣のう腫とほぼ同時期に心臓の手術をしたというのが幼少期の病歴です。

その頃は、心臓に穴がたくさん開いていることから「自分の胸にはオカリナがある」と自慢していました。こんなふうに決して病弱だったわけではなく、退院後は元気で、小学校では一番背が高く、足も速くて、中学のバドミントン部では都大会に出場したくらいスポーツに取り組んでいました。病院から「もう検診に来なくていいです」と言われたのは中学2年生ぐらいでしたね。

## 「妊娠じゃないの?」と言われたことも……

その後、普通に学生生活を送り、芸人になったわけですが、当時は胸元がザックリ開いた服が好きで、胸の真ん中にある大きな手術の傷も結構見えていたんです。芸人になるまでは、周りから「それ、何?」と聞かれたこともなかったんですけど、芸人になったらバンバン聞かれて、「そんなに気になります?」と返すと、「これに気づかないヤツはいないよ。あんまりそんな服着ないほうがいい」と教えてくれて、初めて「ああ、みんな気を使ってくれてたんだ」と気付きました。

芸人になる前の21歳のときはいろいろありました。気付くとお腹が大きくなってきたんです。友人には「妊娠じゃないの?」と言われましたが、生理はちゃんと来ていましたし、心当たりもありません。小さい頃の経験があるので婦人科に行って調べてもらうと、また卵巣が腫れあがっていたんです。

左右のどちらが腫れているかもわからないくらいの大きさになっていて、即手術になりました。**婦人科系の病気は症状が出にくいので、定期健診の大事さを学びました。**

**私もあと少しで破裂していてもおかしくなかったと医者から叱られましたから。**

そんなこんなのストレスで、退院後には「突発性難聴」にもなりました。復帰したバイト先で突然、平衡感覚を失って、左耳が聞こえなくなって歩くこともできず、吐き気にも襲われて「終わった」と思いました。

病院へ行くと「突発性難聴だね」と言われてステロイド系や漢方系などいろいろな薬が処方されました。中でもまずかったのが「イソバイド」（一般名はイソソルビド）という液体の薬でした。即効性があるのですが、もう飲むのが苦痛なくらいまずかったです。

**その頃は、「浜崎あゆみさん（難聴）や宇多田ヒカルさん（卵巣のう腫）と同じだ」と大好きな歌姫たちも同じ苦しみをしているということが大きな支えでした。**

## 「身体的な痛みより、精神的な痛みのほうがつらい」を学ぶ

病気もそうですけど、基本ついてないんですよ。ちょっとコケただけで打ち所悪くて骨折するとか、新しい靴のときに限ってウンコ踏んじゃうとか、露出狂には人生で20回は遭っています。「あなたと一緒にいるとよく見る」と言われるくらい本当に多いんです。普通に過ごしてたらたぶん「なんで私ばっかり……」と落ち込んでいたと

思うんですけど、芸人は全部ネタになるので芸人でよかったなと思ってます。

とはいえ病気については、特に婦人科系のことはいろいろセンシティブな問題をはらんでいるので、これまではあまり話してきませんでした。話したら、私のネタで笑いづらくなるかな、というところも懸念していました。しかし昔から、不運を不運のままで終わらせたくないという思いがありました。せめて笑い話にしたいし、こうやって人に話して情報を共有するのもその一つです。

病気自慢をしたいわけではもちろんありません。入院当時の自分は、同じ病気をしている方の赤裸々なブログや著書にさんざん救われてきました。**いまその人が健康だという事実だけでものすごくモチベーションが上がるんです。誰かに届けば嬉しいし、それはきれい事ではなく自分のためでもあるんです。**

病気から学んだことといえば、21歳の卵巣の手術で麻酔注射が尋常じゃなく痛くて大騒ぎしていたら、「次は脊髄に打ちますから1ミリでも動いたら危ないので動かないで」と言われたときのことです。看護師さんの手を握り、その2年前に味わったものすごくつらい失恋の痛みを思い出していたら、注射をされている数秒は頑張れたのです。要は「身体的な痛みより、精神的な痛みのほうがつらいんだ（数秒間なら）」ということを学びました。

# 第3章

## 「なぜ私が？」難病、奇病に巡り合ってしまった私たち！

体験者

武田双雲／宮崎宣子／南部虎弾／ダイアモンド☆ユカイ／渡辺美奈代／矢部みほ／モモコ／粕谷哲／野々村友紀子

愉快な病人㉜

# 武田双雲（書道家）

## 胆のう炎・胆管炎

## 手術を決意したのは診断から8カ月後「なんでこんなになるまで」と言われるほどに腫れていた

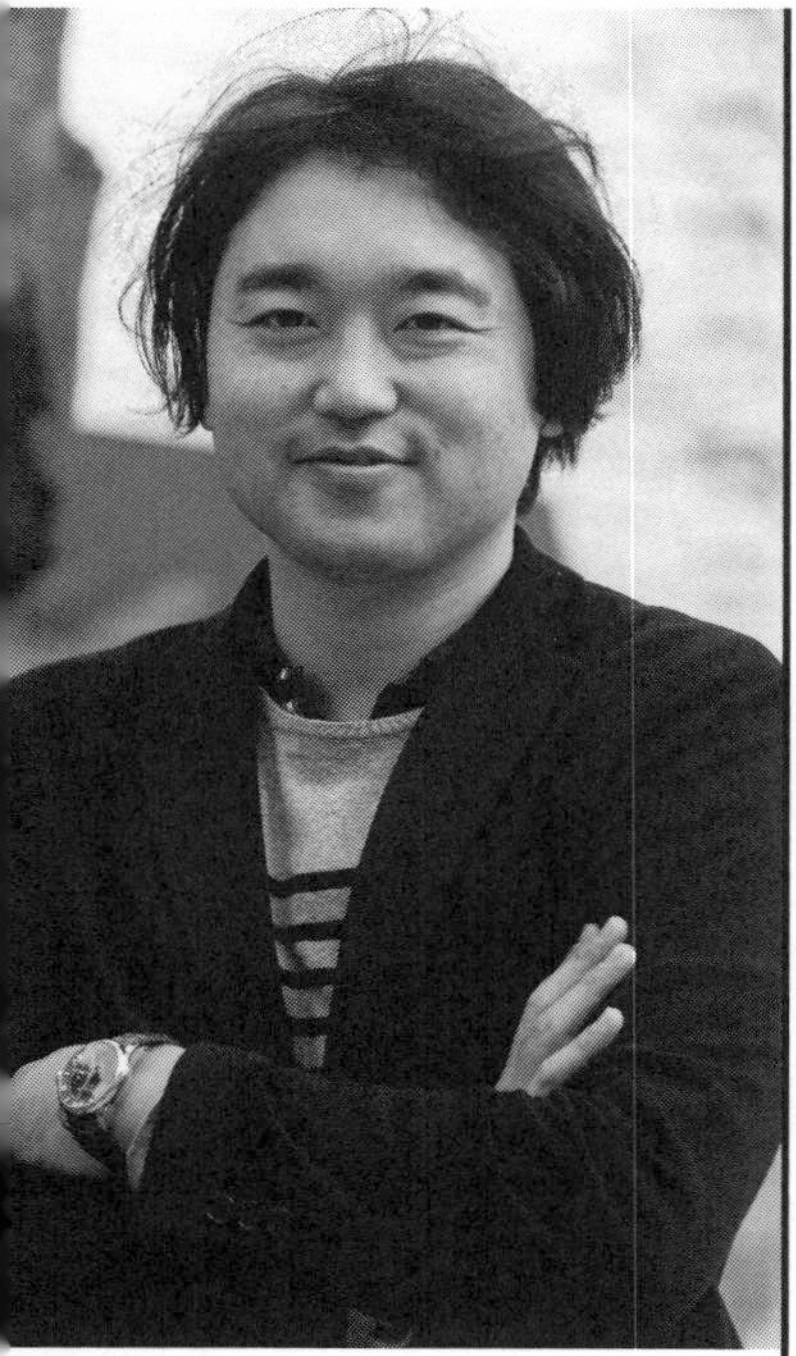

▽たけだ・そううん　1975年、熊本県生まれ。書家の母に師事し、3歳から書道を始める。
大学卒業後、サラリーマンを経て書道家として独立。音楽家や彫刻家とのコラボレーションなど、独自の創作活動で注目を集める。書道を通して世界的に活躍する一方で、著書も多数。

近年は現代アーティストとして、アメリカやスイスで個展を開催するなど幅広い才能を発揮している。

痛すぎてのたうち回ったのは、忘れもしない２０１１年8月1日でした。当時、書道家としての仕事のほかに、出版物やイベント、テレビ出演などいろんなオファーが一斉に殺到して、ものすごく忙しかったんです。で、初めて〝1カ月丸々休む〟と決めていた、その休み初日の激痛でした。脇腹から背中にかけて、とにかく痛い。痛すぎて壁を思い切りパンチして手が腫れあがっても、そっちの痛みは感じないくらいでした。

近くの病院に行ったものの、痛み止めがなかなか効かず、最終的にバズーカ砲みたいな太い注射をお尻に打たれたんです……。それが効きすぎて気を失って、３日間車イスでの通院になりました。そのうち痛みはとれたのですが、あれこれ検査しても原因がわかりません。家にいても具合が悪く、気持ちが悪い。

**さらには熱が出て、子供に「パパ、黄色い」と言われて目に黄疸が出ていることに気づきました。そして、１週間ほど経って再びあの激痛に襲われたんです。**

深夜、前回とは違う病院に駆け込んでみると、即入院となり、すぐに「胆のう炎」と「胆管炎」がわかりました。痛みは間もなく治まりましたが、胆のう内に3つほどの胆石が確認され、発作はいつ起きるかわからない状態。医師に「胆のうを取りますか？」と手術を促されましたが、内臓を取ることに抵抗があり、「少し考えます」と答えて退院しました。

## いつ来るかわからない吐き気、そして「倒れたらどうしよう」という恐怖

それから、なんとか胆のうを温存しようとして病気の一因である油分を食事から一切排除し、中国人の先生がいる〝気功〟に通い始めました。東洋医学に希望を抱いたのです。そのために藤沢から東京まで電車で通いました。

でも、体調は最悪で、いつ来るかわからない吐き気と「倒れたらどうしよう」という恐怖の連続でした。一番ひどいときはエレベーターのボタンを押す力もないくらいで、具合が悪すぎて何も考えられませんでした。

そうやって8カ月間、養生したのですが、状態は悪いまま。食事は、おかゆみたいなものばかりで、力が出ない……。それなのに、仕事はどんどん入ってくる。テレビでも、イベントでも、本番ギリギリまでぐったりしているのが常になり、2012年4月、ついに手術を決意したんです。

**「なんでこんなになるまで放っておいたんですか！」と医師に言われるくらい胆のうは腫れあがって、周囲の臓器と癒着していたようです。**それでも腹腔鏡手術で無事に摘出が完了し、たった2日間で退院。「さぁ、これでもう元気になれる」と期待しま

すよね？ でも、精神的にはそこから先が一番つらかった。

## 手術後しばらくの間は、体調はすぐれず……いまは「本当の健康とは何か」と考えて生活改善

手術したのに1年経っても体調が良くならないんです。日が経つにつれ「別の病気があるんじゃないか」と不安になりました。結膜炎や逆流性食道炎にもなり、「もう、一生こんな体なのか？」と怖かった。外出先では常にドラッグストアを探しては胃薬を見る……という生活が続きました。

ようやく体調が上向きになってきたのは2013年ごろからで、本当に元気になったのは2014年に入ってからです。

思えば、最初の発作の1年ほど前から予兆はありました。首や肩に寝違えたようなコリを感じていましたし、心臓が痛くて病院を受診したこともあるんです。「ストレスですね」と片づけられたのですが、胆のうがむくんでいたことが原因だったかもしれません。

病気から学んだことは〝ネガティブな人の気持ち〟です。それを一番感じたのは、書道教室に長年通ってくれている3人連れの生徒さんに「私たち、体だけは健康なん

です」と言われたときでした。**自分が元気なときはネガティブな人たちだと思っていたのに、そのときばかりは彼女たちがまぶしすぎた**（笑い）。

病後は、食生活が変わりました。油もちゃんと取ろうと思ってオーガニックにハマったんです。それがきっかけで、オーガニックカフェや味噌汁専門店を立ち上げましたし、カリフォルニアにあるオーガニックが当たり前の街を知りました。いま、真剣に移住を考えています。

さらに、「本当の健康とは何か」を研究するのが趣味になりました。「自律神経が整うとはどういうことか」から「食事」「習慣」「思考」まで興味は尽きません。完全に運動不足だったボクが専門家に歩き方を教わって、1日2時間ぐらい歩くようになったのも病気のおかげです。いろんなことが変わりました。いまの願いは世界中を健康にすることです（笑い）。

愉快な病人㉝

# 宮崎宣子

（フリーアナウンサー）

## 顎関節症・自律神経失調症

# しゃべることもできずにアナウンス部にいるのは耐えられないそう思い休職を選びました

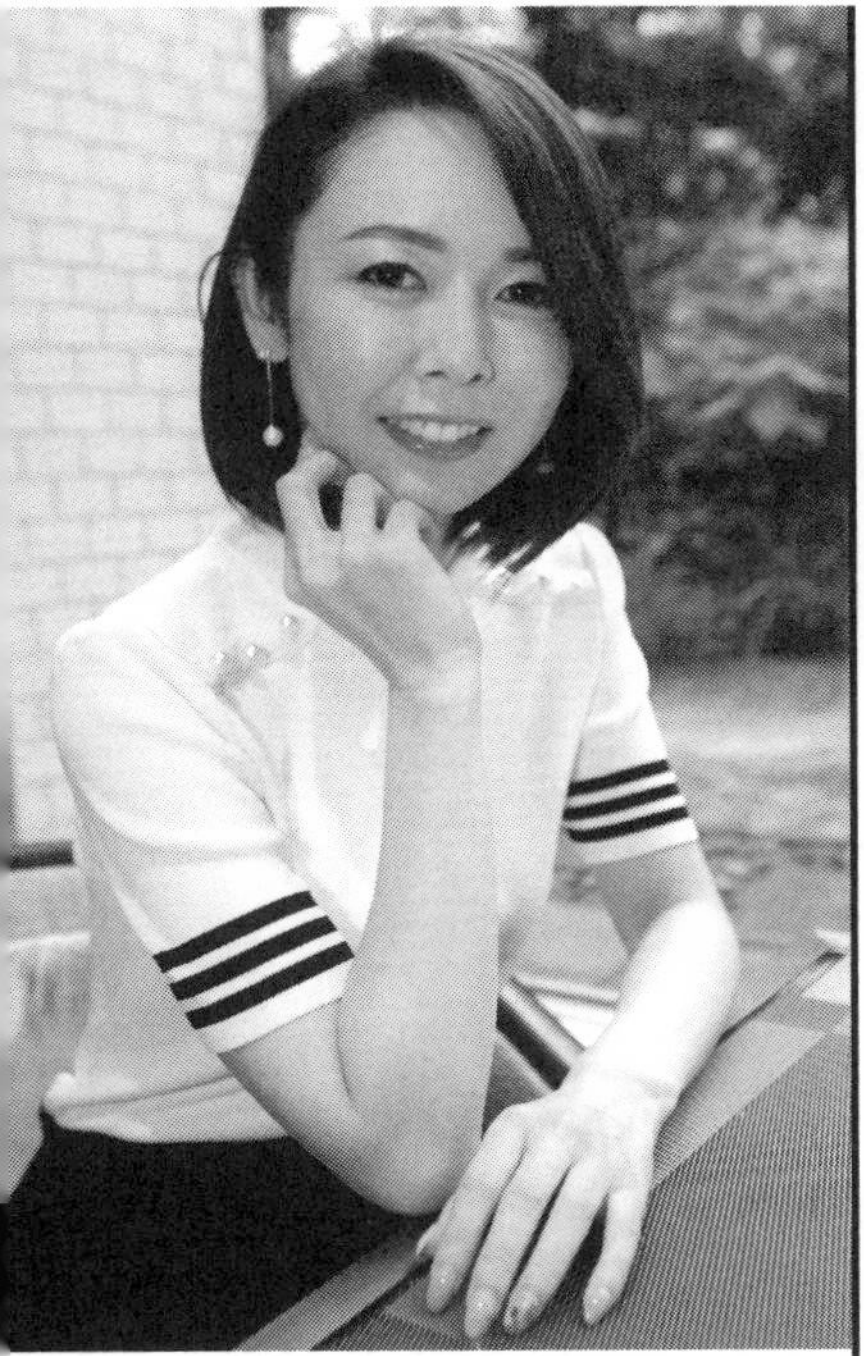

▽みやざき・のぶこ　1979年、宮崎県生まれ。早稲田大学卒業後、2002年に日本テレビ入社。「ラジかるッ」「ザ！　世界仰天ニュース」「Oha! 4 NEWS LIVE」など、ニュースからバラエティーまで幅広く担当した。12年に日本テレビを退社し、フリーアナウンサーとして活動している。18年には自身がプロデュースするハーブブランド「EMARA」を設立。体臭ケアのボディーシャンプーなどを企画販売している。

**最初の異変は入社して4年目ぐらいのある朝のことでした。起きたら口の中がジャリッとして、「何?」と思ったら歯がちょっと欠けていたのです。**以来、ちょくちょく歯が欠けて、そのたびに会社の診療所で応急処置でセラミック補強してもらっていました。きちんと歯科医院に行けたのは最初の異変から3年後、朝のレギュラー番組が終了した2009年でした。

「顎関節症」というと、顎の痛みや口が開かないなどの症状があるのですが、私の場合、顎がカクカクしたり、たまに痛みはあったりしたものの、仕事ができないほどではありませんでした。でもレントゲン検査をすると、医師から「顎の引っかかりが普通の人の半分しかない。このままにしていると、すぐに顎が外れる状態になる」と言われました。どうやら寝ている間の食いしばりや歯ぎしりで顎関節にかなりの負担がかかっていたようです。

「どうしたらいいんですか?」と尋ねると、「正しい位置に固定して動かさなければ元に戻ります」とのことでした。要は骨折の治療のようなもの。正しい嚙み合わせになるマウスピースを作って、それを食事のとき以外、24時間装着し続ける治療をすることになりました。

## 「30代をどう生きるか考えなさい」というサイン

思えば、高校1年生でアナウンサーになろうと決意したときに歯の矯正をすると決めて、大学の推薦入学の内定をもらったと同時に奥歯4本を抜いて歯列矯正を始めました。その後、生えてきた親知らずも抜いたので、2年間で8本の抜歯です。そして、大学3年生で始まるテレビ局の面接までに歯並び優先で急ぎめの矯正をしたので、「そのツケが回ってきたのかも」と思いました。

24時間、マウスピースをするとなるとアナウンサーの仕事はできません。事務作業をしながらフルで働く選択肢もありましたが、周りが仕事をしている中で、しゃべることもできずにアナウンス部にいるのは耐えられないと思い、休職することを選びました。

当時、朝の生番組や全国放送のレギュラー番組、通販や深夜放送、ナレーションも特番も……と、たくさん仕事をさせていただいていて、自分を振り返る余裕がありませんでした。でもふと思うと、入社前に「やりたい」と思っていたことが全部達成できていて、その先が何も見えていなかったんです。「これは『この先、30代をどう生きるかを考えなさい』というサインだな」と受け止めました。

ひと月に1回、レントゲンを撮って修復の経過を観察すること8カ月。復帰できると診断され、いろいろと考えた結果、やはり「いまの会社はいい会社だ。一生、骨をうずめよう」と決意して復職しました。

それが、復帰後初の担当は朝4時からの生番組で、深夜0時に起床。その上、曜日によって昼ロケだったり夜の特番があったりで、いつしか体内時計が狂ってしまったのです。生理が止まり、梅干しの味もわからないくらい味覚がなくなり、空腹も感じなくなって、休まなくてもいくらでも楽しく仕事ができるモードになりました。

## 「生活を改めないと、うつ、パニック障害、睡眠障害になります」医師の診断で2度の休職。そして退社

さらに、眠れないので、会社の診療所で処方された睡眠薬を飲んだこともありました。金曜に寝て、起きたら日曜の朝だったときにはびっくりでしたが……（笑い）。その後、睡眠薬が効きすぎるので軽いものに変えてもらおうと心療内科を受診すると、**「自律神経が崩れていています。脳が寝ていない状態が続いているんですよ。いまの生活を改めないと、うつかパニック障害か睡眠障害になります」**と指摘され、復帰早々、半年でドクターストップとなりました。

2度目の休職になったことで、絶望の中、実家の宮崎県に帰省しました。体内時計を戻すために、医師のアドバイスに従い、朝は森の中の1時間散歩を日課にして、添加物のない食事でたっぷり英気を養い、2度目の休職も半年かかりました。「もうこれ以上、会社に迷惑はかけられない。会社にいるべき人間ではないな」と思いました。ただ、「辞めるにしてもその前に会社に迷惑かけた分、何か恩返しをしなければ」と考え、復職して雑用でもどんな仕事でも率先して受け持ちました。

そんな復職5日後に「3・11」(東日本大震災)が起こったんです。もう体調は問題ありませんでしたが、復職して頑張ろうとするたびに何か起こるので、「これ以上、この会社にいてはいけないサインなのかな」と自分なりに解釈して、復帰して1年働いた後、退職願を提出し、翌年3月に退社しました。

「自分の人生を自分のために使おう」と考え始めたのは、この頃からです。

そして退職後、「一生誰かの役に立つ仕事がしたい」という目標を掲げて、ハーブの勉強を始めました。資格を取得して、ハーブ先進国のヨーロッパへ取材にも行き、2年前にハーブの会社を立ち上げたんです。

なぜハーブだったかというと、心療内科の先生にハーブを治療のひとつとして勧められたからです。それまでまったく興味すらなかったんですけれど、こんなので治るの？　と思いながらハーブティーを飲み始めて、勉強すればするほどハーブの力、薬効としての働きを理解できたんです。

**生活では、いまは特に不安になる報道が多いので、ニュースを見過ぎないことやブルーライトで睡眠が浅くならないよう入浴後にはスマホを見ないことなどを心掛けています。**

疲れたときはいまでもマウスピースをして寝ていますし、犬との散歩もオススメです。脳は運動しているとマイナス志向になれないんですって。最近ではパーソナルトレーニングやヨガも取り入れて、パソコンや携帯の作業と体を意識的に動かし、汗をかくことで、精神的、身体的なバランスをとっています。

それもこれも、みんな体調不良から学んだこと。私にとって病気はいったんすべてをストップして自分を見つめ直す、良い機会でした。

愉快な病人㉞

# 南部虎弾

（お笑いパフォーマー）

## 糖尿病・腎臓移植

## カミサンのものを1つもらって いま、ボクは腎臓を3つ持っています

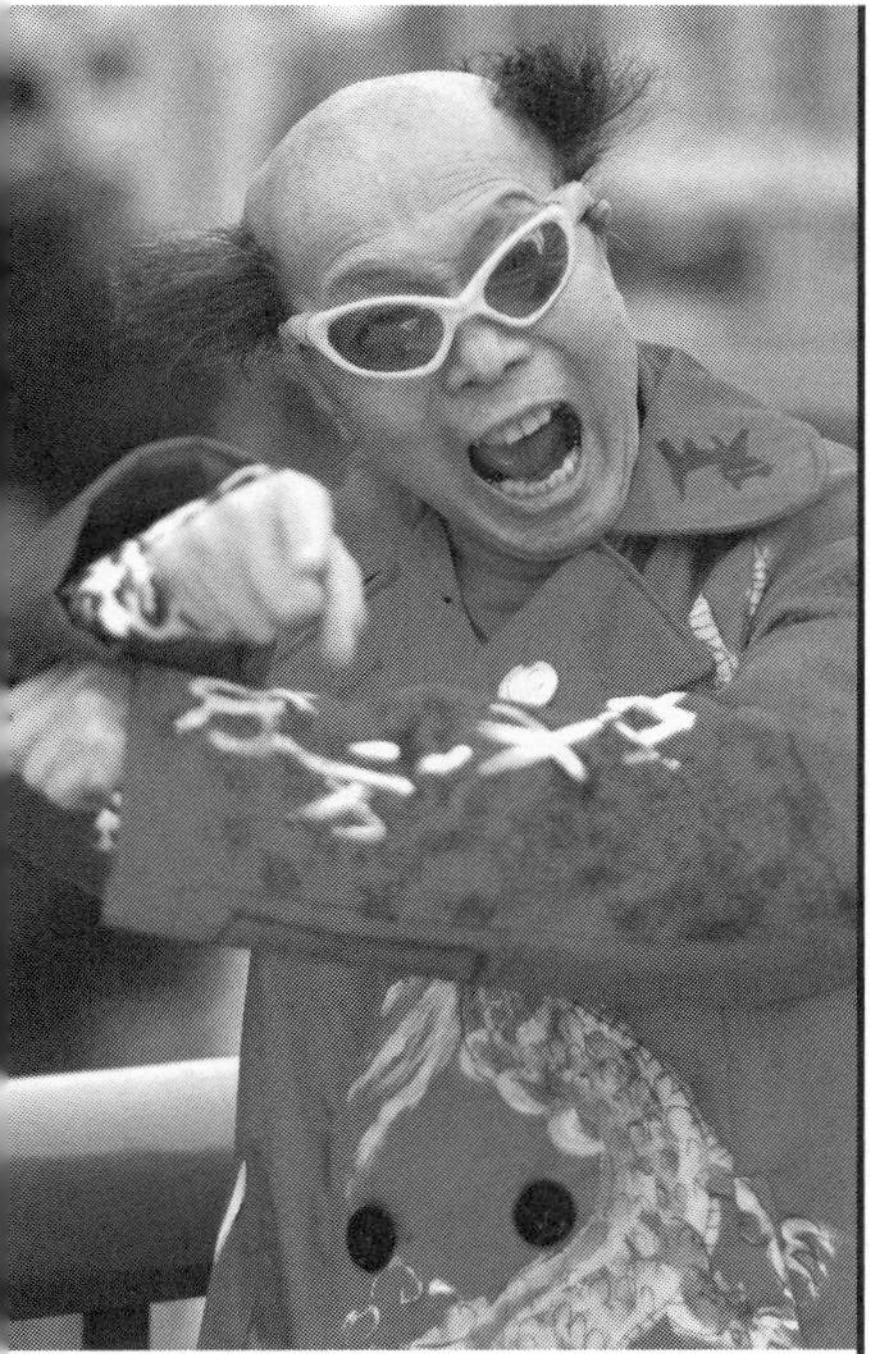

▽なんぶ・とらた　1951年、山形県生まれ。大学中退後、お笑いグループ「ダチョウ倶楽部」のリーダーを経て、90年にお笑いパフォーマンスユニット「電撃ネットワーク」に参加。体を張った過激な芸で注目を浴びた。海外にも進出し、現在も世界を股に掛けて活躍している。過激でテレビ向きではないため舞台が中心だが、過去には俳優としてテレビや映画に数多く出演。

２０１９年の5月下旬、カミサンの腎臓を１つもらいました。移植というと、「壊れたものを取って、良いものを付ける」と思うでしょう？

でもボクの腎臓は取らずにカミサンのを付け加えたんですって。だからいま、ボクは腎臓を３つ持っています。**移植になったのは、糖尿病で人工透析をしなくちゃいけない体になったことが要因です。**初めて自分が糖尿病だと知ったのは２０１１年でした。右足の甲の小指辺りが腐ったように変色し、膝から下が桜島大根のように膨れ上がったので近所の外科に行きました。すると、「これは内臓だと思う」と言われ、東京女子医科大学病院を紹介されたのです。

「フットケア」という専門科の先生がひと目で壊死と判断して、何をするかと思ったら針金でブスブス足の甲を刺して、痛くない部分をその日のうちに全部レーザーで削り取ったんです。白い筋が見えるくらい削り取った後、初めて自分が糖尿病だと聞かされて、そのまま3カ月の入院になりました。

## オーストラリアでは「脚の切断」の危機！

治療はインスリン投与とフットケア。ただ、ちょうど学園祭シーズンでしたし、その後にオーストラリアのイベント出演が決まっていたので、「なんとしても仕事がしたい」と言い張り、途中で医師の猛反対を押し切って退院し、車椅子で無理やり仕事を続けました。

オーストラリアに行ったら、会場付きの医師が「こんな状態じゃ出演させられない」と言い出し、しまいには「切断」されそうになったので、慌てて翌日帰国した……なんてこともありました。

**その後はインスリン注射をしながら過ごしていたんですが、2017年のある日、自宅の部屋で呼吸ができなくなって救急車で運ばれました。**どうやら肺に水がたまっていたようで、気づいたら酸素マスク状態でした。

東京女子医大で精密検査をすると、心臓の血管が細くなっていたため、即心臓のバイパス手術をすることになりました。人工透析へと話が傾いていったのは、その辺りからです。術後、血中のクレアチニン値がほぼ人工透析レベルになってしまいました。でも週に3日、何時間も拘束される人工透析が始まればパフォーマンスに影響するし、地方営業もできなくなる。尿はまだ出ていたので、ボクはずっと「嫌です」と言い張っていました。毒素が体に回るのか、体中がものすごくかゆかったんですけどね。

**腎臓移植の話が出たのは2018年の年末です。「血液型が違っても腎移植はできる」という医師の言葉に真っ先に反応したのはカミサンでした。**「私、チャレンジしてもいいですか?」と言ってくれて……。ただ、条件がいくつもあるんです。最初の3つは「がんを持っていないこと」「C型肝炎ではないこと」「たばこを吸わないこと」でした。でもカミサン、その時点でヘビースモーカーだったんです。

それでも、乳がんやら子宮がんやら7つのがん検査を無事にクリア。そこからさらに2人の腎臓が結合するかどうかが問題でした。合わない場合は、付けた瞬間に腎臓の細胞が死んでしまうらしいんです。その条件も7つほどあり、そのうちの6つが×でした。ただ、一番大事な条件の1つが○だったので、移植の可能性は残ったんです。

## 移植を諦めたとき、奇跡のようにゴーサインが出た

最後の難関は、カミサンの血液の血漿成分を取り出して、ボクの血漿と入れ換える血漿交換でした。1回目は90%合わず、2回目は60%ダメ。3、4回目もダメが続き「もう移植はできないんじゃないか」と諦めかけたとき、奇跡のように手術のゴーサインが出たんです。

手術は3時間ほどでした。カミサンと並ぶようにしての同時手術です。気づいたら一般病棟の病室だったので、手術自体はそれほど難しいものじゃなかったんだなと感じました。もっとも、腎臓が本当に合ったかどうかわかるのは、術後1週間目ぐらい

とのことでした。しばらくは血液融合剤が効いているので、それが切れる頃が峠なんだそうです。

**２０１９年の5月28日に移植手術を受けて、拒絶反応もなく7月ぐらいにはボチボチ仕事復帰しましたから、綱渡りのような細い可能性の中でも腎臓移植は成功でした。**

日本は臓器移植に対してあまり明るいイメージがないですよね。でも、30万人も人工透析を続けている人がいるそうです。腎臓は１つあれば十分に働くといわれます。自分が当事者になってみて、初めていまの世の中の臓器移植への意識が変わって、ドナーの数が増えることを願うようになりました。

その思いがさらに強まり、21年に社団法人・腎臓移植をすすめるネットワークを設立しました。移植を経験した者として、腎臓の大切さ、移植手術の意義について発信を続けて行きたいと思っています。

それにしても、つくづくカミサンに感謝です。ボクが病気になって、カミサンはニコニコしてますよ。一緒にいる時間が多くなったんでね。そう、わりとボクら仲いいんです（笑い）。腎臓の検査は続けていますが、現在はまったく問題なし。唯一、酒量だけは気をつけないといけませんね（笑い）。

愉快な病人㉟

# ダイアモンド☆ユカイ（歌手・俳優）

## 無精子症

## 「精子はゼロでした」と告げられたそれからの3日間は口がきけなかった

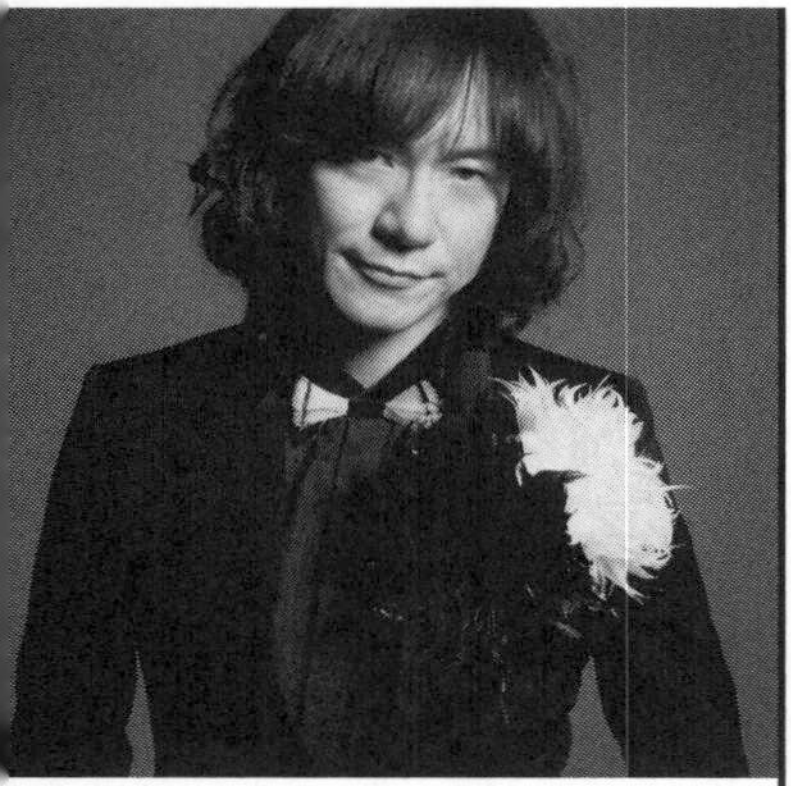

▽だいあもんど・ゆかい　1962年、東京生まれ。1986年、「RED WARRIORS」のボーカルとしてメジャーデビュー。西武球場、日本武道館公演を最後に解散。その後、ソロ活動を開始。現在は音楽活動を中心に舞台・映画・バラエティー番組に出演するなど幅広く活動。映画「トイ・ストーリー」では、日本語版主題歌『君はともだち』を担当。2015年には、織田哲郎氏とロックバンド「ROLL-B DINOSAUR」を結成。2019年には「NHK紅白歌合戦」に出場。2011年に自身の不妊治療と夫婦の愛と葛藤の日々を綴った「タネナシ。」を発刊し大きな反響を呼んだ。

「あなたは男じゃありません」

そう言われたような気がしました。

**40代半ばのその瞬間までロックンロールで突き進んできた自分にとって、「無精子症」はまさに青天の霹靂……並のショックではありませんでした。**それと同時に「あれ？　昔、彼女に妊娠したって言われたことあったけどウソか」とか、「じゃ、いままで避妊する必要なかったじゃん」などと過去が走馬灯のようによみがえって、ちょっと不謹慎なことも考えました（笑い）。

事の始まりは、高齢を心配した妻の検査に付き添ってクリニックへ行ったときです。「奥さまは年齢より若いくらい健康で問題ない」と診断した先生が、次に発した言葉が「よかったらダンナさんも調べてみませんか？」でした。

それでまあ、過去の〝武勇伝〟もありますし、軽い気持ちで検査を受けることにしたんです。血液検査や尿検査のほか、アダルトなビデオが見られる個室があって……（笑い）。で、もうその日その場ですぐに結果が出て、「精子はゼロでした」と告げられました。

**「別の人と結婚したほうが……」妻にそう切り出したこともあった**

そこからは何というか、3日間ほど口がきけませんでした。「どうせ俺なんか」と思っては、妻に申し訳ないと落ち込んで……。しまいには、「別の人と結婚したほうがいいんじゃないか」と思って、妻にそう切り出したこともありました。

するとと妻は、「ユカイさんが子供みたいな人だから大丈夫。一緒に生きていきましょう」と言うわけです。ありがたいですよね。でも、当時の自分は「おまえに何がわかる」と内心ひねくれていました。

でも、ボーッとする日々の中、無精子症のことをネットで調べてみると、子供を授かる可能性があることがわかりました。ただし、治療費は全額自己負担だし、失敗する確率が高い。しかも男性不妊の手術は、「睾丸にメスを入れ精巣から精子を取り出す」という世にも恐ろしいものでした。

**でも、挑戦するしかないと思いました。実際は、局部に麻酔するときだけが恐怖で、あとは麻酔で痛みを感じることもなく、想像していたほどではありませんでした。**

大変なのは女性のほうです。

自分の男性不妊のために健康体の妻もつらい治療を始めました。取り出した精子を体外で受精させ子宮に戻した時点で、妊娠してお腹に赤ちゃんがいる感覚になるそうで、その分、失敗したときの精神的、肉体的なショックは男性と比べようもないほど大きい。自分たちは2度挑戦し、2度失敗に終わりました。

その頃は、人生が不妊治療一色に染まってしまって、妻との関係もギスギスし、つまらないことでケンカになり離婚の危機もありました。

## 「ダメでもともと」とトライ。最後の不妊治療で子供を授かる

ただ、それもこれも自分のせいだと考えました。「身体的にも精神的にもボロボロになりながら、俺の子供を授かろうとしてくれる。こんなに俺を思ってくれる人はいない」と思ったら、不妊治療に振り回される人生が何なのか意味がわからなくなった。「人生が不妊治療じゃつまらない。2人の生活を楽しもうよ」と2人で今後の生き方を話し合い、ゆっくり和やかな日々を取り戻していきました。

でも、あるとき妻から「最後にもう一度だけ挑戦させてもらえませんか」と相談がありました。「今度は、男性不妊の第一人者のいる病院で」と、先生を探して北九州まで行きました。

これでダメなら諦めがつくということで旅行がてらの不妊治療でした。ダメでもともと、そんなリラックスムードもよかったのか、ありがたいことに子供を授かることができました。**先生に「おめでとうございます」と言われたときは、一気に別次元に連れていかれたようなうれしさでした。**

ただ、それからも困難は続きました。妻は妊娠中毒症になって入院し、臨月になってからは妻の命が危ないということで、帝王切開での出産になりました。しかも、子供はいまでこそとても活発な女の子ですけど、生まれた当時は心臓に問題がありました。「自然に治るかどうか2歳になるまでわからない」と言われ、ずいぶん心配しました。

そんなに大変な思いをしたのに、妻は「彼女に兄弟をつくってあげたい」と言い出し、後に双子の男の子が生まれました。そのときも入院の末の帝王切開です。女性は本当に凄いと思いました。

ずっと妊活は女性のものと思われてきましたが、実際は半分ぐらい男性にも問題があるようです。

自分の場合は、子供の頃に手術をした鼠経ヘルニアが原因じゃないかとのことでした。共働きが普通になったいま、妊活は夫婦2人の〝意志〟が不可欠です。まずは恥ずかしがらずに男性も検査を受けて欲しいと思います。

そして、精子が精巣で作られていない場合もあるので一概には言えませんが、無精子症でも子供を授かれる可能性はあります。トライして欲しい。それが自分が伝えたいことです。

愉快な病人㊱

# 渡辺美奈代（タレント）

## 卵巣のう腫

## 片方はなくなることを覚悟していましたが無傷で残してもらえました

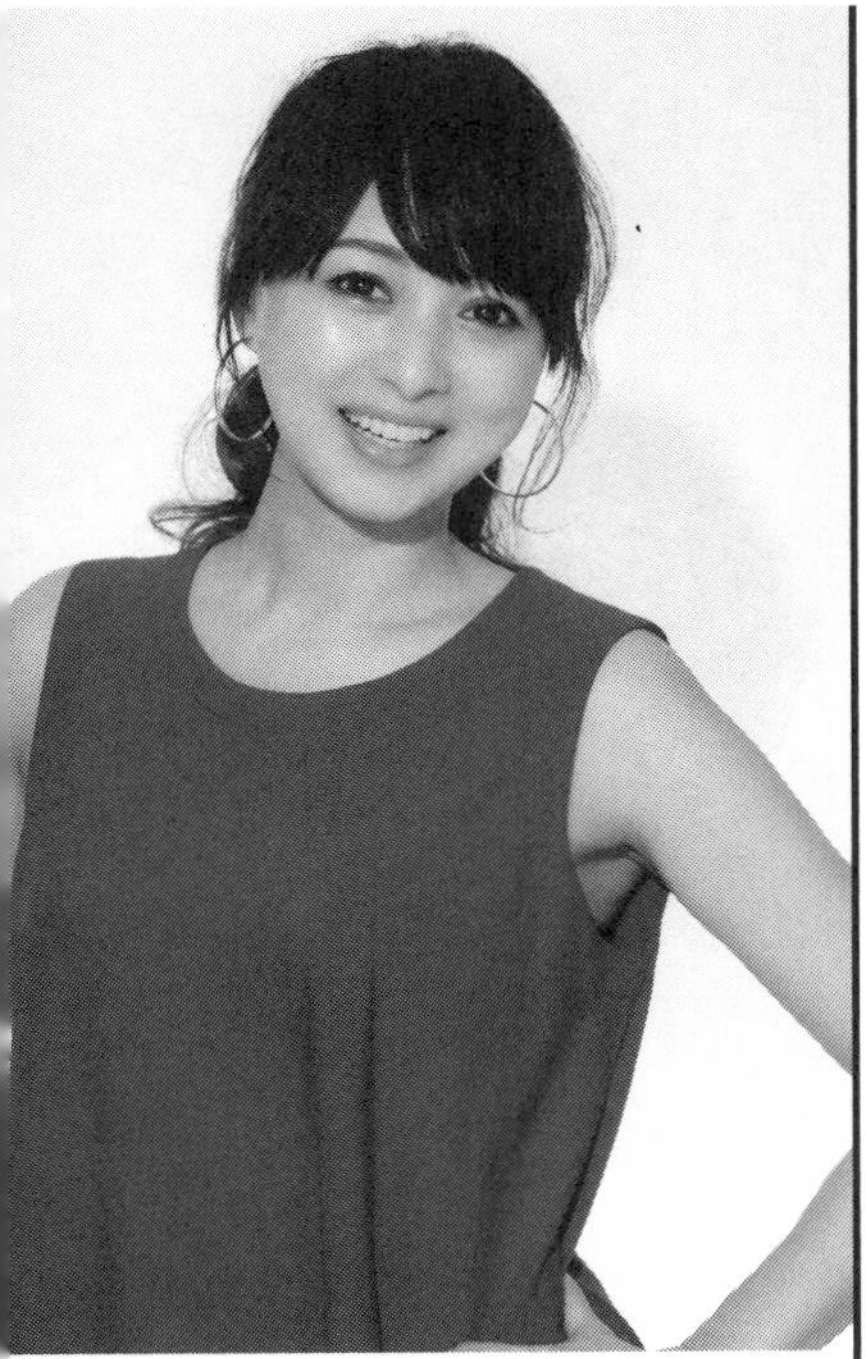

▽わたなべ・みなよ　1969年、愛知県生まれ。地元名古屋でタレント活動する中、1985年に「おニャン子クラブ」のオーディションに合格して上京し、アイドルとして本格的に芸能界デビューする。86年にはソロデビューも果たし、オリコン初登場1位を5作連続で達成。89年のおニャン子クラブ解散後も、タレント、歌手、女優として幅広く活躍している。96年に結婚して2児の母となり、現在は2人の息子も芸能界デビュー。親子出演も多い。

「こんな状態でよく跳びはねていましたね」

２０１６年の秋、毎年開催しているバースデーライブが終わって婦人科を受診したとき、先生からそう言われました。

**毎年検診に行っている病院で経過観察と言われていた「卵巣のう腫」が直径10センチぐらいまで大きくなっていたのです。**普通は5センチぐらいで切除が検討されるらしいのですが、症状が何もなかったことと、検診の病院が婦人科の専門ではなかったことが重なって放置していたのです。

結果的には、腹腔鏡下手術で切除できましたが、開腹手術でもおかしくない状況でした。卵巣のう腫は卵巣に発生する袋状の病変で、そのほとんどは良性といわれていますが、とはいえ、大きくなると他の臓器を圧迫しますし、破裂する可能性もゼロではありません。

## 「ちょっとあるので、経過観察しましょう」先生の言葉から3年目「痛いな」と自覚症状が……

事の始まりは２０１３年の定期健診でした。毎年検査を受けていて、初めて先生から「女性特有のもので、みなさんあるものなので心配はいりませんが、ちょっとあるので経過観察しましょう」と言われました。「卵巣のう腫」という言葉こそ言われなかったのですが、なんとなく察しがつきました。**ただ、症状が何もなかったのであえて婦人科を受診することもありませんでした。**

経過観察が続いた3年目の秋に「ちょっと痛いな」程度の痛みがありました。それでも病院に行くほどではなかったので躊躇していました。もし、あのまま放置していたら事態は深刻化したかもしれません。

婦人科を受診するきっかけをくれたのは、その年の春に飼い始めたワンちゃんです。正確には〝彼女〟の避妊手術でした。生後数カ月という子犬にメスを入れることがかわいそうで、主人と2人して泣きながら決断し、せめてなるべく傷が小さく体に負担が少ないといわれる腹腔鏡下手術がいいと思い、それができる動物病院を必死に探して連れていきました。

その流れの中で、何を思ったか主人が「こんなかわいい子犬にメスを入れるなら僕もメスを入れるよ」と言い出して、経過観察中だった自分の背中のしこりを摘出する手術をしたのです。その先生が私のかかりつけ医でもあったので、急に私の「経過観察案件」も気になって相談し、私の検査の映像ＤＶＤをもらって、親しい婦人科に持っていきました。**すると1時間も経たないうちに電話がかかってきて、「すぐ手術した**

ほうがいい」となったのです。

直径10センチともなると大き過ぎるので通常は開腹手術です。ただ、腹腔鏡下手術のダメージの少なさをワンちゃんの避妊手術で目の当たりにしていたので、腹腔鏡下手術を希望しました。しかも、決まっている仕事があったので〝ここ〟というピンポイントの日程でできる病院を探して入院・手術を敢行しました。

## 病院が好きではなく、逃げ回っていたが、手術以来、定期検診を欠かさない

卵巣の片方はなくなることを覚悟していましたが、執刀医の先生が優秀で腹腔鏡下でもキレイにのう腫だけを取り除き、卵巣は無傷で残していただきました。逆にいうと再びのう腫になる可能性もあるとのことなので、年2回、こまめに検診に通っています。傷口の小ささと痛みが出ないように万全を期してくれたおかげで、入院は2泊3日で済みました。退院した翌朝から息子のお弁当作りも再開しました。少しずつ家事でリハビリをした感じです。

約1週間後にはテレビの地方ロケ、そのすぐ後には歌のステージもありましたから、開腹手術だったらとても無理だったと思います。

もしワンちゃんの避妊手術をしなかったら、主人の背中のしこりはあのままだったでしょうし、私の卵巣の経過観察にも思いが及ばず、激しい症状が出るまで放置していたと思います。すべてはワンちゃんが来てくれたおかげで連鎖したこと。神様の〝お使い〟のような気がしています。**この卵巣のう腫の手術以降、いろいろな検査を受けるようになりました。乳がんはもちろんですし、大腸や胃カメラには母と夫と3人で行っています。**それまでは病院自体が好きではなく、検査から逃げ回っていたんです。周りに勧められても、特に大腸検査なんて「元アイドルだからそんなことできない」と言って回避していました（笑い）。

卵巣のう腫に関しては、女性なら18歳でも発症すると聞きました。何しろ症状がないのが特徴なので検診が大切なのだと、婦人科の先生もおっしゃられています。ですから、「何かのお役に立てるなら」とＳＮＳで病気を公表しました。すると、「美奈代さんが手術したと知って検診に行ってきました」とか「いままで勇気が出なかったけど私も行きます」という声があって、とてもうれしかった。公表してよかったと思っています。10代で婦人科に行くのはなかなかできないと思うので、お母さんがお嬢さんを誘って一緒に検査するのが一番いいのかな。私も引き続き定期的な検診を欠かさないようにします。

愉快な病人㊲

# 矢部みほ

（タレント）

子宮筋腫

## 生理痛を我慢しすぎてグラビア撮影中に意識を失ったことも

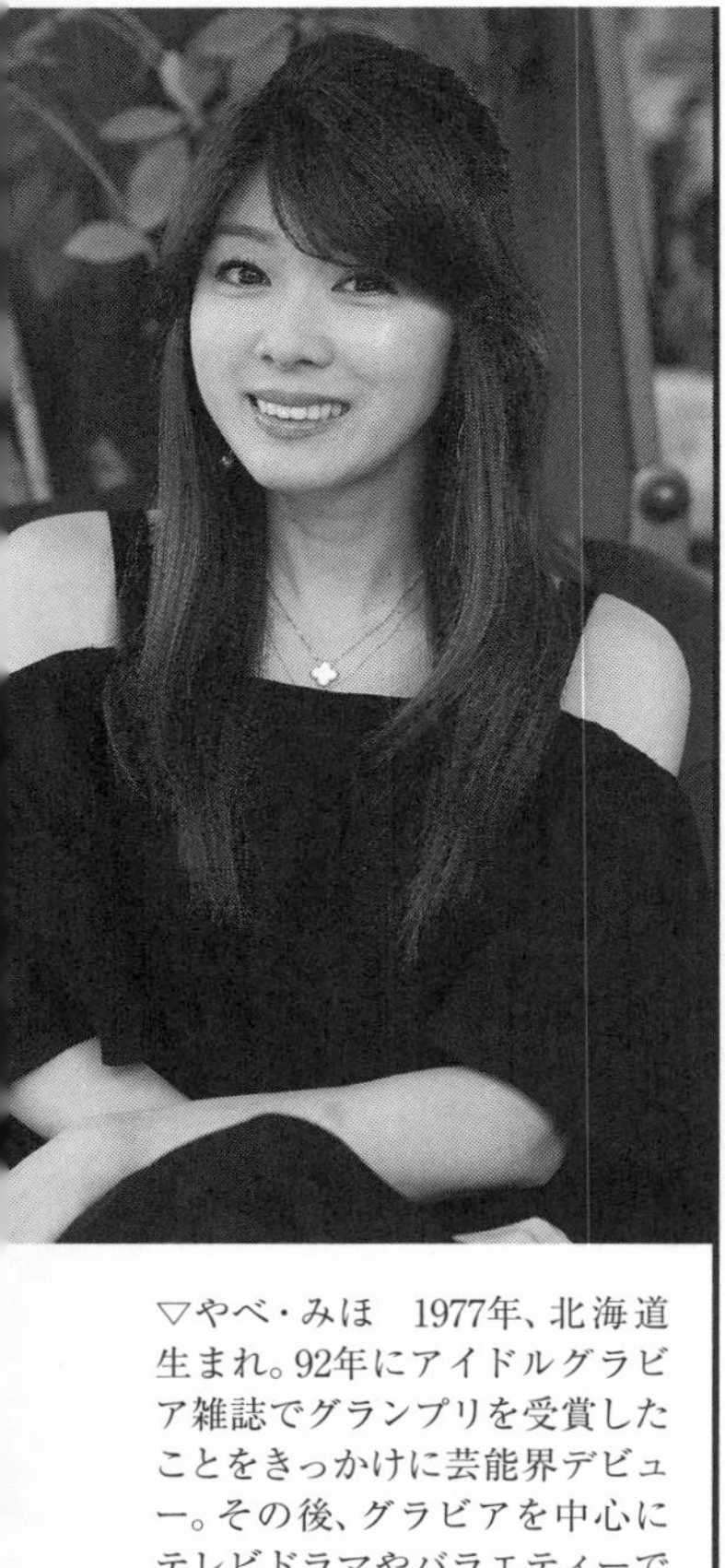

▽やべ・みほ　1977年、北海道生まれ。92年にアイドルグラビア雑誌でグランプリを受賞したことをきっかけに芸能界デビュー。その後、グラビアを中心にテレビドラマやバラエティーで活躍し、現在もドラマ、舞台、写真集など幅広く活動している。「アウト×デラックス」（フジテレビ系）、「サンデージャポン」（TBS系）などに出演中。競馬好きが高じて現在、川崎、高知などの地方競馬場に5頭の競走馬を所有。夢は「重賞レースの出走」。

「未婚の女性として手術痕が残るのは勧めない。まだ、グラビアをやるかもしれないんだから」

そう言ってくれた人がいたんです。当時39歳でしたから、もうそんな年齢でもなかったのですが、その人に「もっといい方法がある」と教えてもらって、そちらの手術を受けたんです。偶然ですけど、その2カ月後に本当にグラビアのお仕事をやらせていただいたんですよ（笑い）。

**「子宮筋腫」がわかったのは、20代後半でした。経過観察のまま、月経痛や大量経血に悩まされてきて、30代後半になってようやく「何か軽減する方法はないかな」と考えたんです。いま思えば、もっと早く考えればよかったと思っていますけどね。**

## 「生理痛から解放されるなら、それでもいいか」と開腹手術も覚悟したが……

病院で調べてもらったら、子宮筋腫に加えて子宮内膜症もあるから、普通の人より生理痛は重めだと言われました。

16歳からグラビア撮影や温泉ロケに行くことが多かったのですが、そういう仕事のときに限って生理に当たってしまっていたように思います。生理中の温泉ロケは暑くてのぼせてつらいし、18歳のときには、生理痛を我慢しすぎてグラビア撮影中に意識をなくしてしまったこともありました。そのときは手も付かずにコンクリートの地面に体ごと倒れて、左目の横が切れて流血する惨事（笑い）。救急車で運ばれて、何針か縫いました。その痕は、いまでも残っています。それでも、産婦人科に行くなんて、なかなかできませんでした。

調べたら、筋腫は8センチと大きいものでした。医師からは「薬で筋腫を小さくしてから腹腔鏡で取りましょう」と言われ、その方向で治療が始まりました。「リュープリン」という薬を注射することで生理が止まり、筋腫が小さくなるとのことでした。

**ところが、6カ月しても筋腫が6センチぐらいにしかなりません。「6センチもあると腹腔鏡では取れない」と言われ、開腹手術の方向で話が進んでいきました。**痕が残るのはちゅうちょしましたが、「生理痛から解放されるならそれでもいいか」と思って手術を覚悟しました。そして、自分のブログに「○日に開腹手術になりました」といった内容をアップしたんです。

すると、それを見た知人が「子宮筋腫で開腹手術？　なんで？　もっといい方法があるよ」と教えてくれたのです。もう来週手術というタイミングだったんですけど、一応話だけは聞いておこうと、マネジャーと一緒にその治療法を行っている病院に行きました。

## 開腹手術をキャンセルしてUAE（子宮動脈塞栓術）を選んだ

そこで勧められたのが「UAE」（子宮動脈塞栓術）という手術です。「子宮につながる動脈にカテーテルを使ってゼラチンのようなものを入れ、一時的に血流を詰まらせて筋腫を縮小・壊死させる」という説明がありました。脚の付け根からカテーテルを入れるだけなので、傷はほとんどないとのこと。実際、もう毛穴ぐらいの痕しかありません（笑い）。

ただ、UAEは日本ではまだ一般的ではなく、医師によっては「妊娠しづらくなる可能性がある」という見解もあり、賛否が分かれる方法だそうです。まあ、**私はこの先出産することもないだろうと思ったので、そこは悩みませんでしたが……。むしろ、開腹したらお腹の傷痕とともに後々まで違和感が伴うというほうが嫌でした。**

というわけで、決まっていた開腹手術をキャンセルさせていただき、UAEを受けたのです。手術そのものは約5分。手術室に入るところからでも30～40分ほど。術後の痛みはほとんどありませんでした。ただ、麻酔の副作用で吐き気に襲われましたけれど……。

入院施設はない病院だったので近くのホテルに1泊し、手術の翌日に診察してもらったら、薬をもらっておしまい。動脈に詰めたゼラチンのようなものは自然に体に吸収されるとのことでした。確かに体の負担は少なかったですが、保険外だったので、50万円ぐらいかかりました。それでも手術してからは生理痛も経血量も軽くなったので毎月の生理が怖くなくなりました。本当によかったと思っています。

子宮筋腫は良性の腫瘍で、女性の4人に1人はなるありふれた病気です。でも、だからといって普通のことだなんて思っちゃダメ。**私自身、若いうちに病院へ行って相談していれば、周囲に迷惑をかけずに済んだし、何十年も痛い思いをすることはなかった。**筋腫だって小さいうちに見つければ、リュープリンは必要なかった。あれは一時的に閉経するので、更年期障害にもなったんです。〝若いから大丈夫〟じゃなくて、若いうちから対処したほうが妊娠・出産も楽なはずです。

実際、私の妹は子宮筋腫だったために妊娠しづらく、出産時は筋腫のせいで帝王切開でしたから……。現在の私は、生理痛はたまにあるものの、かなり良い状態です。ただ、ときどき貧血気味になることもあるので、「生理痛の放置はよくない！」と、声を大にして言いたいです。

愉快な病人㊳

# モモコ

（漫才コンビ　ハイヒール）

## 帯状疱疹

## 痛みがピークのときは「気を失うかもしれん」と思った

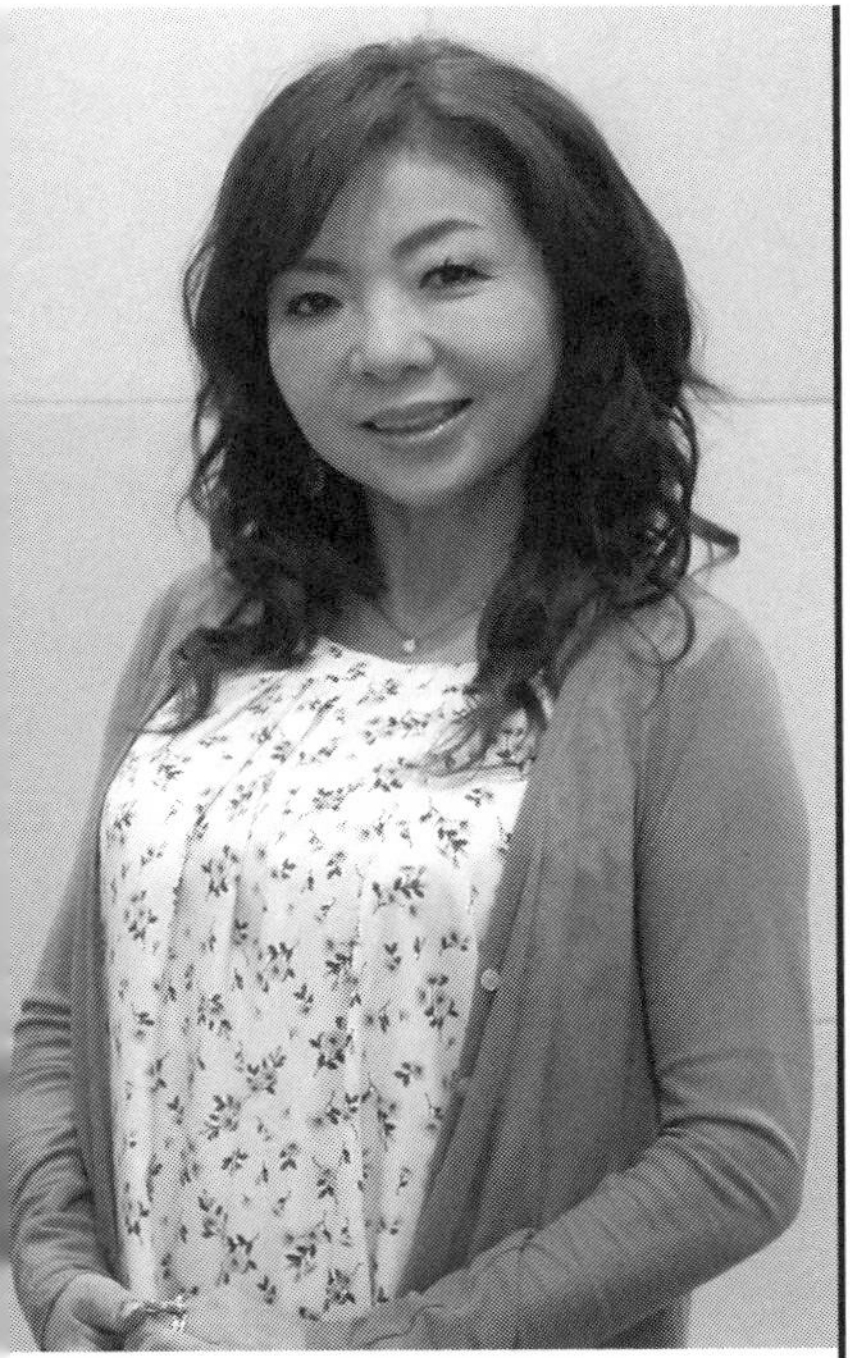

▽ももこ　1964年、大阪市生まれ。NSC大阪校1期生で、82年に同期のリンゴと女性漫才コンビ「ハイヒール」を結成し、一躍人気者に。関西を中心に活躍中で、お昼の情報エンターテインメント番組「モモコのOH！ソレ！み～よ！」（関西テレビ放送）などレギュラー多数。

**２０１８年10月の終わりに、ほっぺの下の部分がピリッとしたんです。見た目は何ともないんですけど、さんしょうを食べ過ぎたときに似たピリピリ感で初めての感覚でした。**「おたふく風邪かな？」と思って内科にかかったら、血液とかエコーの検査をしてもらってもおたふく風邪じゃなくて、先生に「風邪のひきかけかなぁ」と言われました。

それで、その日は処方してもらった風邪薬を飲みながら仕事したんですけど、やっぱりピリピリ感は治まらない。口の中かなと思って、次の日、仕事の前に歯医者へ行きました。そしたら、先生が「ロキソニンを飲みなさい」と痛み止めを出してくれたんです。でも、ロキソニンを飲んでも治るどころかだんだん痛くなって、その夜、左耳の穴のそばにある出っぱり（耳珠）にプツッと水疱ができました。それを見た身内の者が「帯状疱疹やと思います」と教えてくれました。彼女もかかったことがあるそうなんです。

## 痛みで水も飲めず、ご飯も食べられず　1週間で10キロ痩せた

で、次の日の朝に大きい病院へ行ったら、その通り「帯状疱疹」と診断されました。最近では、50歳以上の患者数がグーンと増えているそうです。小さい頃にかかった水

疱瘡のウイルスが体の中に残ってて、疲れたときとかに暴れ出して神経に沿って発症するんですって。

私の場合、顔の左側、耳から口の下にまで水疱がどんどん増えて広がって、赤くなって……。また、その水疱がつぶれてグチュグチュになって、痛みもメチャメチャあるんです。顔半分、トラックにひかれて血が出てるような痛みで、ピークのときは「気を失うかもしれん」と思うくらいでしたね。

**口の中もひどくて、口はほとんど開かないし、水も飲めず、ご飯が食べられず……で、1週間で10キロ痩せました。耳の中もひどくて、普通は鼓膜は白いんですけど、私は黒くボロボロになりました。危うく耳が聞こえなくなるところだったそうです。**

しかも、ブツブツがなくなった後、帯状疱疹になった50歳以上の人の約２割がかかるといわれる「帯状疱疹後神経痛」になっちゃったんです。痛みだけがずっと続いている。これが一番つらい。帯状疱疹の症状が重かった人がなるそうで、顔の左側と口の中がいまもしびれて、ピリピリして、急に締め付けられたように頭がギューンと痛んだりします。

いまの痛みは、ピークのときを１００としたら55かな。ご飯は口の右側だけ使って食べられるようになっています。でも、骨折より、出産より痛いですよ。

## ストレスによる免疫力低下が原因
## でも、仕事は好きだからやめられない

**ピリッときてすぐ帯状疱疹とわかっていれば、これほどひどくならなかったんじゃないかと思います。**でも、お医者さんでも、なかなかすぐにわからないそうですから仕方がないですね。

いまはペインクリニックに通っています。点滴とかブロック注射とか、やれることは全部やりました。怖かったけど、顔の鍼治療もやりました。治したい一心で。

薬は多いときで20錠ぐらい飲んでました。いまはがん患者に処方されるような強い痛み止めのリリカ、ワントラム、ノイロトロピン、胃薬とか全部で毎食後6錠。どれが効くかわからないから、いろいろ試してきましたけど、残念ながらどれもあまり効いていませんね。ブツブツは消えたから、友達が「治ってるやん！」って言って顔を触るんですが、それがまた死ぬほど痛くて……。

そんな状態でも、仕事は好きなんで休んでません。ブツブツがあったときもお化粧で隠して、前髪の分け目を左から右に変えて、髪の毛でも隠れるようにしてました。その髪の毛が触れるのも激痛なんですけどね。お医者さんは「痛みは見えないから、

痛みをガマンすれば好きな仕事はできます。だから頑張ろう！」と励ましてくれています。原因は過労か、ストレスで免疫力が下がることだといわれています。でも、忙しかったといえば、これまでずっと忙しくて、帯状疱疹を発症したときが特別忙しかったとは思いません。年齢を重ねた分、免疫力が落ちているのかもしれませんけど、仕事を休んだほうがイライラするし、気持ちが落ち込むんです。痛みのことばかり考えてしまうから……。痛みがピークのときでも、仕事になるとそれまで開かなかった口が開いて、何かを食べることもできたんです。

帯状疱疹で悩んでいて仕事をしていない方は、趣味を持ったらいいと思います。旅行に行くとかコンサートを楽しむとか、痛さは消えなくても気は紛れますからね。**帯状疱疹は80歳までに3人に1人がなるといわれているので、誰でもかかる可能性がある怖い病気です。**ただ、５年前から50歳以上の人は皮膚科や内科で予防接種が受けられるようになっているんですよ。

予防接種は、受けたら帯状疱疹に絶対ならないというわけではなくて、インフルエンザの場合みたいに「なるかもしれないけど軽くて済む」という注射です。一度、予防接種を受けたら数年は効果が持続するそうなので、50歳以上の人はなるべく早く病院へ行って、ぜひ受けてほしいです。

愉快な病人㊴

# 粕谷 哲

（バリスタ）

## 1型糖尿病

## 血糖の数値が異常で病院では「ワースト10に入る悪さ」と言われました

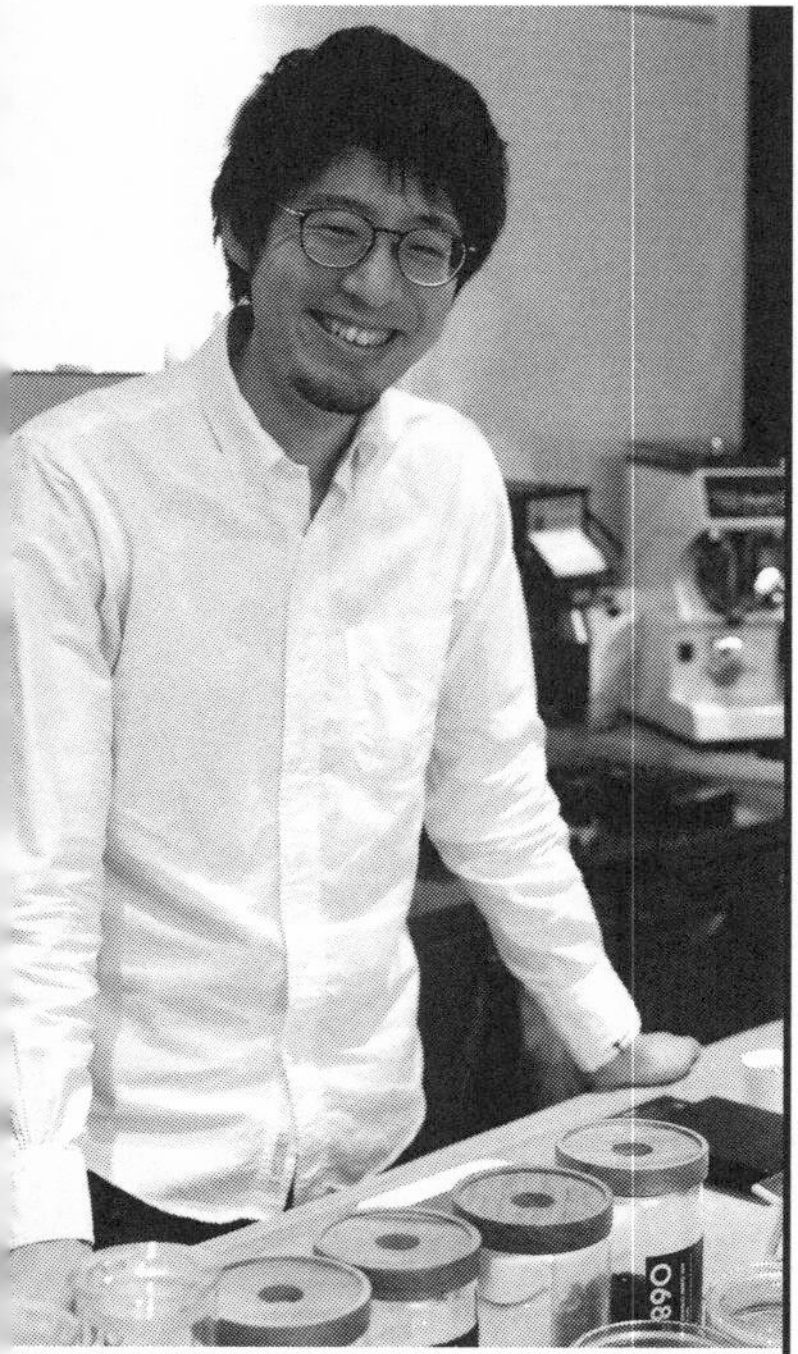

▽かすや・てつ　1984年、茨城県生まれ。大学院卒業後、ITコンサルティング会社に入社し、およそ3年後に1型糖尿病が発症。2013年6月に退社し、アルバイトからコーヒーの世界に飛び込む。コーヒー抽出の世界大会「ワールドブリュワーズ・カップ2016」でアジア人として初の優勝者となる。17年には千葉県船橋市に株式会社Philocoffeaを設立。船橋駅にカフェ「RUDDER COFFEE」を展開。自身の教え子も世界チャンピオンになるなど次世代バリスタの育成にも尽力している。

**それは僕がＩＴコンサルタントとして働いていた２０１２年の春でした。突然、異常な喉の渇きが始まり、２週間ぐらいで体重が７キロ激減しました。**身長１８２センチの僕が55キロまで落ちてしまったのです。多飲により、深夜1時間おきにトイレに起き、日中はまともに歩けない状態になりました。

当時の仕事は激務で帰宅は毎日のように終電。土日出勤も〝あるある〟でしたし、食事も不規則。ただ、人間関係は良好で、みんなが仕事に誇りを持って取り組んでいたので激務でもやらされている感は一切なく、じつに楽しく働いていたのです。

## 「数値が異常だから、いますぐ病院へ」それが何を意味するのかわからなかった

自分で症状を調べて、「おそらく糖尿病だな」と思いながら会社の健康診断を受けたら、案の定引っかかりました。

健診からわずか2日後に検査機関から「数値が異常だから、いますぐ病院へ行ってください」と連絡を受け、検査するとＨｂＡ１ｃという過去1～2カ月間の平均血糖値を反映する数値が13％でした。

当時はそれが何を意味しているかわかりませんでしたが、いま考えると冷や汗が出

るほどすごい数値なんです（正常範囲4・6～6・2％）。そこは糖尿病治療で有名な病院でしたが、「ワースト10に入る悪さ」と言われました。

それから2週間の入院で「1型糖尿病です」と言われても、病名がわかり、それなりの対処をすれば大丈夫だとわかったので、落ち込みませんでしたね。ただ、母親に「体を弱く産んでしまって申し訳ない」と言われた時は、逆に申し訳なくてへこみましたけど……。

**糖尿病といっても1型と2型ではまったく違う病気です。**ざっくり言うと、2型は「インスリンは出ているのに血糖値が下がりにくい体になる病気」で、1型は「インスリンが出なくなる、または自分で壊してしまう免疫不全の病気」です。さらにいえば、**2型は生活習慣や遺伝に関係があるようですが、1型は原因不明で誰でもなる可能性があって、発症はある日突然なんです。**急に膵臓が「今日からインスリン出すのや～めた」となる感じですかね。

よく、「食事制限が大変でしょう」と言われてしまうのですが、1型の場合は、インスリンの自己注射で血糖値をコントロールすれば、基本的には何を食べてもいいんです。

ただ、注射は食前に、食べる物の糖質量に見合った量のインスリンを打つ必要があるので、食べようとしていた時間に食べ損なったり、食べた物の糖質量が思いのほか少なかったりすると、低血糖状態になってしまいます。そうなると手が震えだしたり、ひどいと意識を失ったりします。血糖コントロールは慣れるとそんなに苦ではないのですが、いまだにときどき低血糖状態になってます。

## 「糖尿病でも制限されない飲み物は？」入院中にコーヒーに目覚めた

僕がコーヒーに目覚めたのは、時間を持て余していた入院中でした。糖尿病でも大丈夫な飲み物がコーヒーだと知り、ひまつぶしになると思って本格的なコーヒー抽出道具一式を買ってきたんです。で、病室に戻ってお店で言われた通りに入れてみたのですが、なぜかとてもまずかった。まずかったことが逆に面白くて、コーヒーにハマってしまったんです。

と同時に、今回は1型糖尿病だったけれど、この次はすぐ死ぬ病気に突然なるかもしれない……と考えました。

というのも、この前の年、2011年は東日本大震災がありました。震災の2カ月後、テント持参で石巻のボランティアに行ったんです。その後も週末を利用して何度も行きました。

そのうち、行方不明の方々を亡くなったとみなしてお葬式が行われるようになりました。多くの命がこんなに突然なくなる世界なんだと思い、死は身近にあるものだと感じたのです。その経験も相まって、「いまの仕事で満足して死ねるか?」という自問自答が始まりました。結局、会社を辞めて紆余曲折の末、現在の形にたどり着いたというわけです。

**病気にはなりましたが、そのおかげでコーヒーに出合い、バリスタの世界チャンピオンにもなれ、糖尿病専門病院で管理栄養士をしていた妻にも出会えたので、病気は悪いことばかりじゃないなと学びました。**なってしまったのは仕方がないから、残された道で前向きに生きるだけです。

愉快な病人㊵

# 野々村友紀子（放送作家）

## ムズムズ脚症候群

## 眠いのに眠れない
## 暴れたくないのに暴れずにはいられない

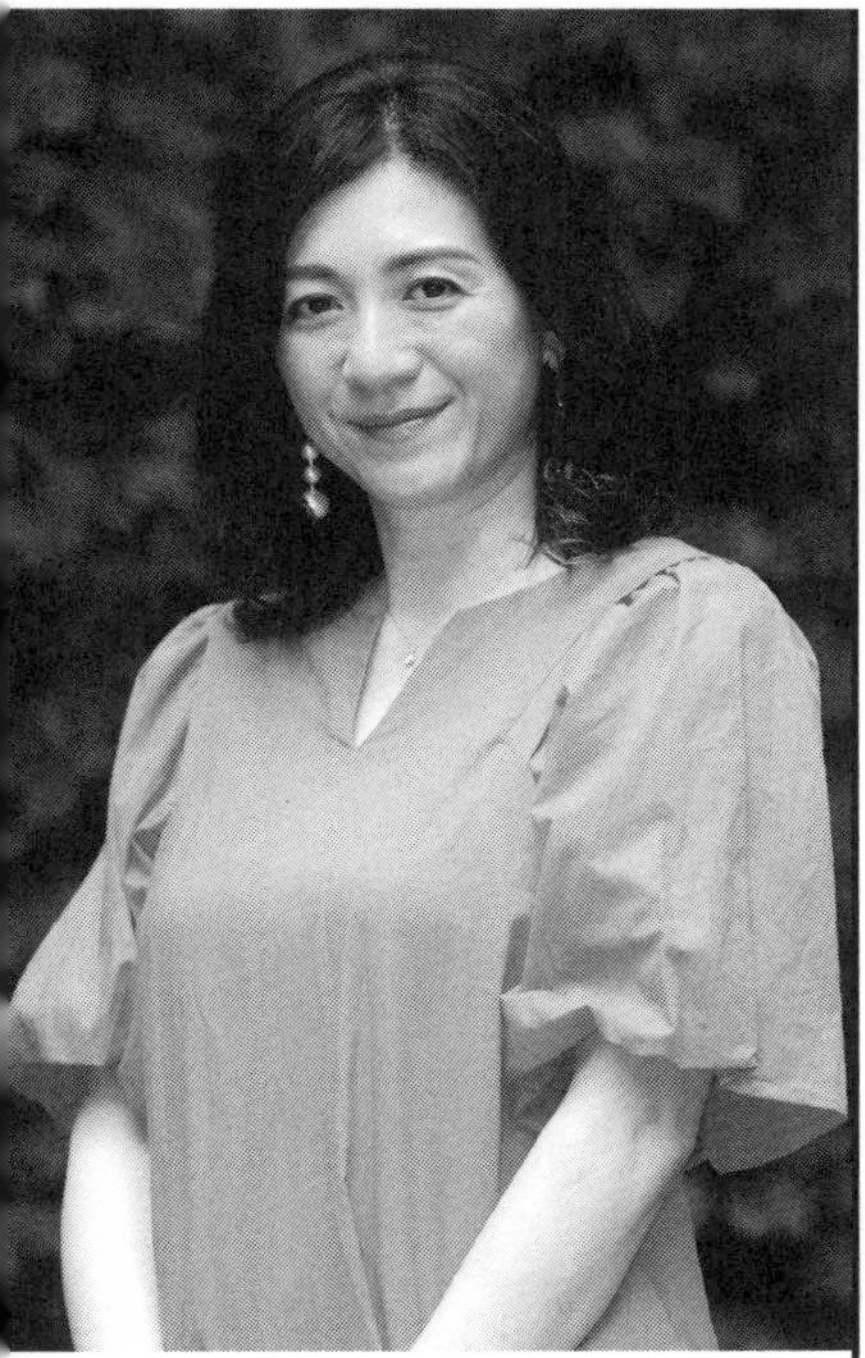

▽ののむら・ゆきこ　1974年、大阪府生まれ。92年、大阪NSCに入学しコンビで活動していたが、99年に解散し放送作家に転身。2002年にお笑いコンビ・2丁拳銃の川谷修士と結婚し、出産・育児を経て12年に仕事復帰した。漫才やコントの脚本、劇場ライブの構成・演出などを手掛けるほか、NSC東京校講師、アニメやゲームのシナリオも制作。「強く生きていくためにあなたに伝えたいこと」「夫が知らない家事リスト」近著に「アカンヒトズカン」など著書多数。

2014年ごろ、テレビを見ていたら「ムズムズ脚症候群」について取り上げていて、「これだ！」と思いました。「これって名前がついた病気なんだ」とそのとき初めて自分の脚に起こる症状が病気だと知り、びっくりしました。正式には「レストレスレッグス症候群」または「下肢静止不能症候群」というそうですが、通称は「ムズムズ脚症候群」。ちょっと面白い名前なので、その苦しさやつらさが、なかなか伝わりにくいんですけど、世の中にはけっこう仲間がたくさんいて、ネット上でこの病気の過酷さを共有しています。

**私の場合は若い頃から、夜に脚がムズムズしてしまう症状がありました。**でもそれが特殊だとか、病気だと思ったことはなく、「肩凝り」くらいにポピュラーで誰にでも起こっているものだと思っていました。

## 膝をバキッと折りたいほどの衝動にかられ、深夜にひとり、リビングでシャドーキックボクシング

でも、14年のそのテレビ番組を見てからは変に意識するようになって、症状が頻繁になっていった気がします。症状が出るのは決まって夜です。人によって違うのですが、私は日中に出たことはありません。**眠くなってベッドに入ると脚が重だるい感じ**

**になって、ジッとしていられなくなるのです。「虫が這うような」と表現する人もいますが、私は「とにかく脚を動かしたくて仕方がなくなる」のです。**

一度こうなると、もうどうにもなりません。眠いのに眠れない地獄の始まりです。手をグーにして膝をドン！　ドン！　と音がするくらいの強さでたたいたり、寝ながら脚を上げてキックし続けたり、ブラブラさせたり……そうしないといられないのです。一度、脚をガチャッと外して全部分解して付け直したいくらい。特に関節ですね。できることなら、膝を逆側にバキッと折りたいくらいの衝動が、体の奥から湧き上がってくるのです。

対処法は、深夜にひとり、リビングでシャドーキックボクシングをすることが多いです。ひと暴れすると落ち着きます。でも早くても30分、長いと3〜4時間。真っ暗な中、朝の4時までずっと暴れていたこともあります。そうやって暴れても、「ああ、ムズムズが治まった。よかった」と思って眠りにつくことはありません。ヘトヘトになって体力がゼロになって、気絶するように眠るのです。

そんな状態がだいたい1週間ぐらい続きます。誰でもなかなか眠れないと、「早く寝なくちゃ」と焦るじゃないですか。それがずっと続く感じ。意識しすぎると脚だけじゃ済まなくて、首や腕までムズムズしてくる。

眠れないまま朝が来て、仕事に行き、その夜もまた眠れなくて朝方までシャドーキックボクシング……。ものすごく眠いのに眠れない上に、暴れたくもないのに暴れないといられないから、体力的にも精神的にも、ものすごくしんどい。悪循環そのものです。そのために、打ち合わせに遅刻したこともありますし、免疫力が落ちて風邪をひくこともありました。

ただ、最近はムズムズするスパンが長くなってきて年に1回ぐらいになりましたが、最盛期には2カ月に1回ぐらいムズムズ週間があったので、本当につらかった。

少し前、ムズムズが出たときは、サプリメントの「ヘム鉄」と「マルチビタミン」を飲みました。マルチビタミンは、たまたま深夜のシャドーキックボクシング中に目に入って、「いろんな栄養が入っているから何かに効くやろう」と思っただけですが、鉄分については、SNSでいろんな人が体験談を上げている中、「鉄分飲むといい」という意見が多かったから飲んでみました。それが効いたかどうかは正直わかりませんが、比較的早く症状が治まったように思います。

## 「隠れムズムズ」はもっと多い
## 「世界中に自分と同じ人がいる」と思えば、なんとか乗り越えられそう

私も最近ブログにムズムズ脚のことを書いたら、思いのほか反響があって、夜中に寝床で脚を上げてブラブラさせている人がたくさんいることを知りました。「産後の人に多いらしい」という情報があったり、「病院で鉄分を処方してもらうのが一番早い」との意見もあったりました。

**ほかにも「周りに説明してもわかってもらえない」という悩みや、「ひとりじゃないとわかって夜を乗り越えられるようになった」という声も……。**「これ、病名があるんですね」という人もいたので、隠れムズムズ脚の人はもっといると思われます。

こうして話している間にも意識が脚に向かうので、「思い出しムズムズ」になりそうなんですけどね（笑い）。

学んだこと？　いや〜なんやろ。でも眠れない夜、世界中にムズムズしている人が自分と同じようにいま暴れていると思えば、つらい夜もなんとか乗り越えられる。あと、「体力がゼロになると人間は勝手に寝る！」ってことですかね（笑い）。いまのところ、あまり症状が出ないので、病院を受診する予定はないんですけど、いつかまた頻度が上がってきたら、受診しようと思っています。そんなこと言ってて、今夜出るかもしれません。

# 第4章

# 日々の暮らしの質が低下！「目」と「耳」「背中」「腰」「脚」の病に襲われた私たち

体験者

生島ヒロシ／小林幸子／モト冬樹／播戸竜二／秋川雅史／野口健／大山加奈／谷隼人／松岡きっこ

愉快な病人㊶

# 生島ヒロシ

（フリーアナウンサー）

## 緑内障

## 「火事はボヤのうちに消せ」それほど不自由はしていませんでしたが、手術することにしました

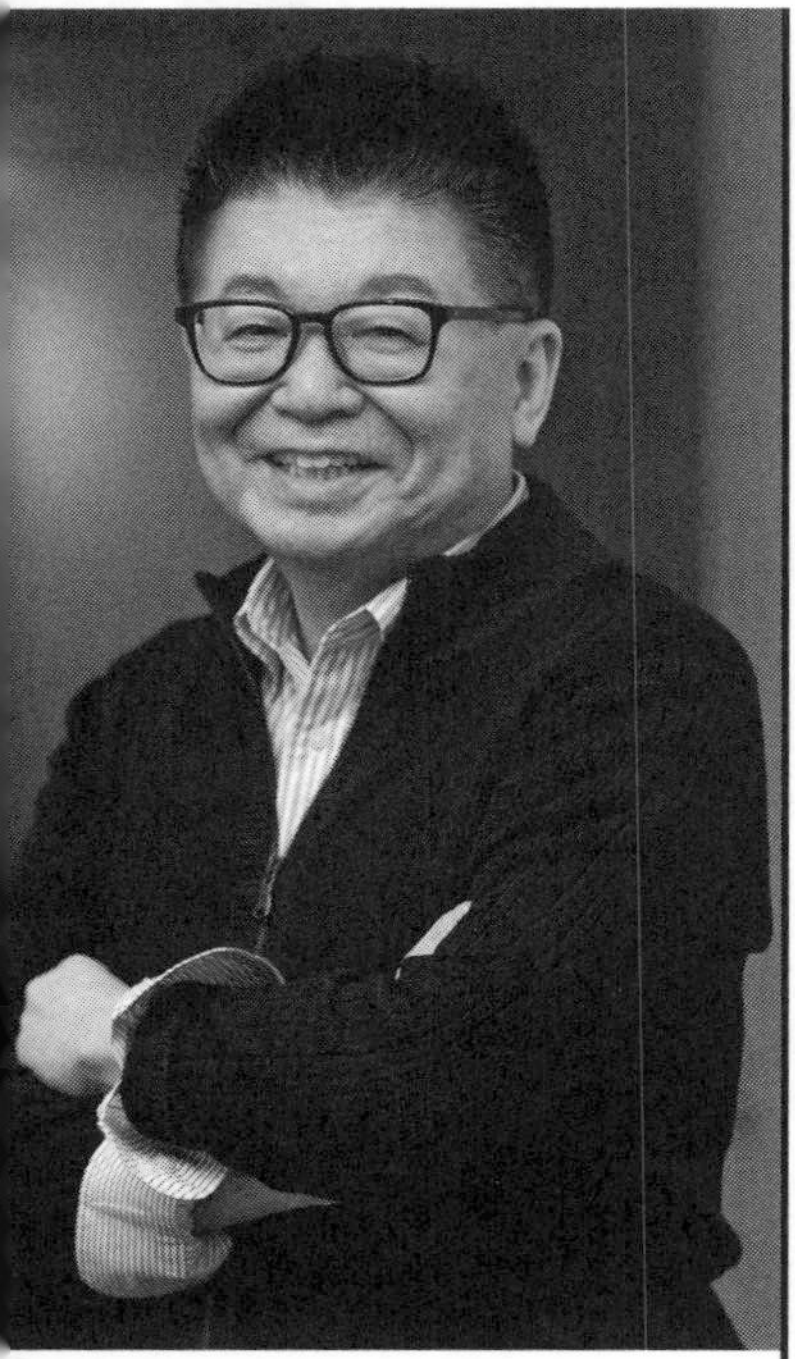

▽いくしま・ひろし　1950年、宮城県生まれ。1976年、TBSに入社し、ラジオを振り出しにアナウンサーとして活躍する。89年に独立して芸能マネジメント会社「生島企画室」を設立。早朝のTBSラジオ「生島ヒロシのおはよう定食・一直線」など多数のレギュラー番組を担当。

「これは大変だ。眼圧がすごく上がっている」

そう医師に言われたのが、２０１８年の１月。五輪前の韓国から帰国したら、右目の眼圧だけが32～33㎜Hgになっていたのです。一般的な正常値は10～21と言われていますから、だいぶ危険な数値です。

それで、２月16日に「緑内障」の手術をしました。

そもそも5～6年前から南青山アイクリニックで「右の眼圧が高めですね」と言われ、眼圧を下げる点眼薬を処方されていたのです。そのときの眼圧は左14、右19ぐらい。確かに時々、目がシバシバして急に涙があふれてしまうことがあり、おかしいなとは思っていました。

## 点眼薬をさしたり、ささなかったり……それが思わぬ事態を生んだ

**でも痛くもかゆくもないし、ちゃんと見えていたので眼圧が高いと言われてもどういうことなのかわかっていませんでした。**なので点眼薬はさしたり、ささなかったり……。自分的には「良い加減」の意味の「いい加減」でやっていました（笑い）。

緑内障は、眼球内の水分がうまく排出されないことで眼圧が上がり、眼球の内側か

ら視神経を圧迫して壊死させてしまう病気です。

一度死んだ神経は回復しないので、なるべく早い段階で眼圧を下げ進行させないことが大事なんです。それなのに、ずっとそんない加減なさし方をして、韓国には点眼薬すら持っていきませんでしたから、それがいけなかった。

**医師から「これは大変だ」と言われて左右片目ずつ視野を確かめてみると、右だけちょっと視野が狭くて、左目では見える天井の辺りが黒ずんで見えたんです。**両手で目を覆ってみると右目だけ硬いのがわかり、眼圧の違いを肌で実感しました。

すぐに緑内障専門の医師である芝大介先生にバトンタッチされ、「切開手術をしましょう」という話になりました。67歳にして生まれて初めての手術です。まだそれほど不自由していませんでしたが、「火事はボヤのうちに消せ」というのが持論なので、手術することにしました。

手術は一般的な「線維柱帯切開術の中の落屑緑内障の術式」でしたが、「スーチャートラベクロトミー眼内法」というちょっと珍しい方法の手術とのことでした。眼球の内側からすべての操作をするもので、低侵襲《ていしんしゅう》（体への負担が少ない）な上に、強い眼圧下降が特徴だそうです。

じつは緑内障にもいろいろな種類があって、ボクの場合は落屑というちりのようなものが目の中に生じ、それが水の流れを妨げて眼圧を上げてしまうタイプだったようです。遺伝性もあるみたいですが、原因ははっきりしません。とにかく、その緑内障に適した手術とのことでした。

## 「年齢のわりには見た目が若い」と言われて調子に乗っていた

手術は日帰りで2時間程度。正味は15分ぐらいでしょうか。術後に休んでいる時間が長かっただけです。局所麻酔ですから意識はあるし、目は開けたままなので「メスが入る瞬間が見えちゃうのかな」という恐怖はありましたが、それは見えないんですね（笑い）。**麻酔で痛みも一切ありませんでした。しかも、翌日の受診時にはもう眼帯を外されてビックリ。金曜日に手術して、日曜日には眼帯なしで仕事してました**（笑い）。

寝るときは無意識に触らないために3～4日プロテクターをするよう指導されますが、シャンプーや洗顔はもう普通にしてもいいようなことを言われ、逆にちゅうちょしました。しばらくはゴーグルをしてシャンプーしていましたね（笑い）。

術後の見え方はどうかというと、黒く見えてた部分がグレーになった感じがします。白内障は手術でよく見えるようになると聞きますが、緑内障ではそれはないようです。

ただ、不快感がなくなり、疲れが半減した気がします。右の眼圧は9～10まで下がり、左目より低くなりました。

今回学んだのは、遺伝的な要素があると、突然病気のスイッチが入ってしまうものなんだということです。普段から健康を意識してチェックしていましたが、「年齢のわりに見た目が若い」とか言われて調子に乗っていたところがあるんで、負荷をかけすぎないようにしないといけないと思いました。あと、医師に言われたことは守らないとね（笑い）。

ボクの好きな言葉に「ふたつよいこと、さてないものよ」という臨床心理学者・河合隼雄氏の言葉があります。何かを得るためには何かを我慢することも必要だということです。あれもこれもは体が追いつかないんだと思い知りました。

手術してみて「あ、このくらいで済むんだ」と思ったので、緑内障の手術をすべきか悩んでいる人がいたら「やったほうがいいですよ」とお伝えしたいです。

愉快な病人㊷

白内障

# 小林幸子

（歌手）

## 「間に合うかな……失明しますよ」そう言われて、頭が真っ白になりました

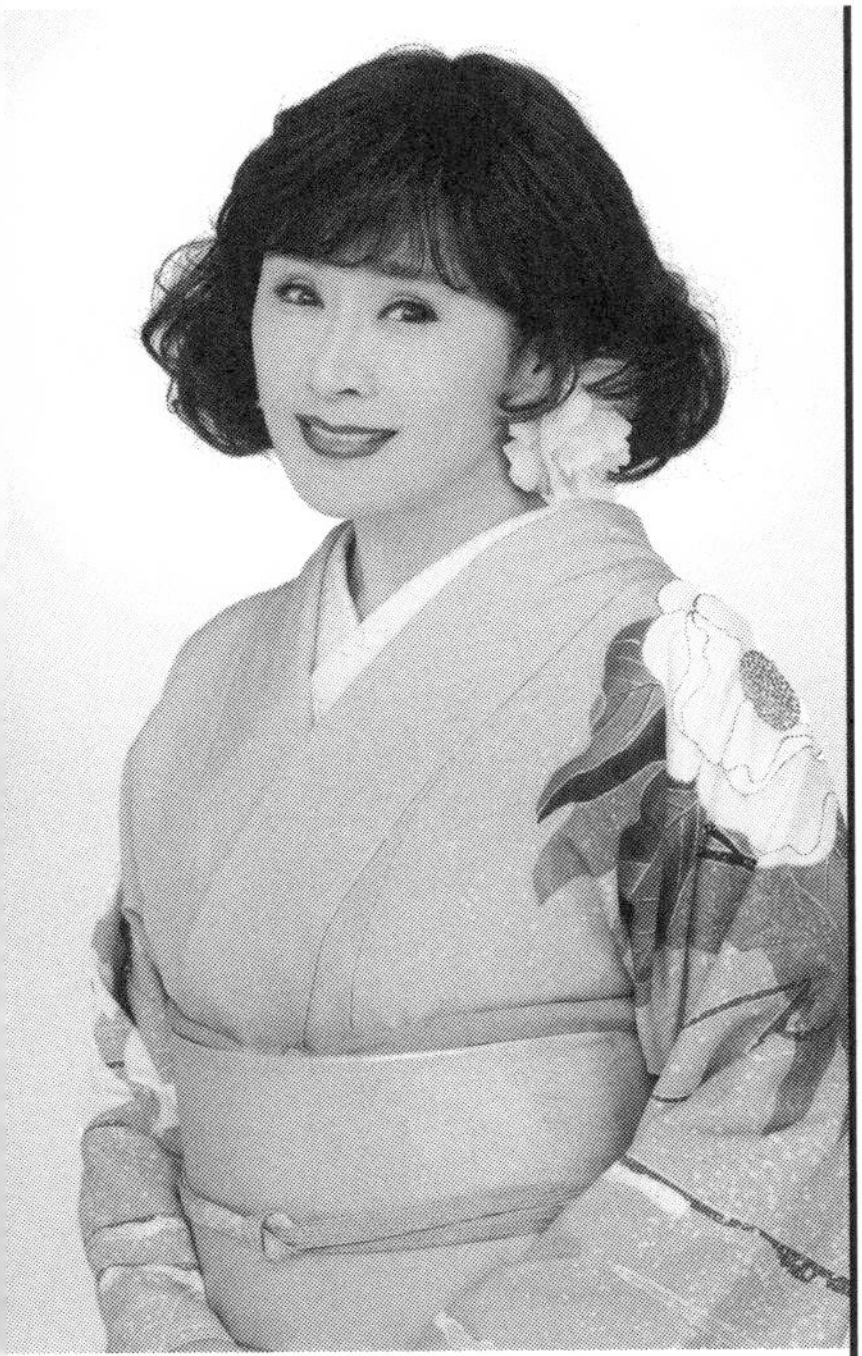

▽こばやし・さちこ　1953年、新潟県生まれ。64年、10歳のときに「ウソツキ鴎」でデビュー。79年に「おもいで酒」が大ヒットし、数々の賞を受賞した。同年、NHK紅白歌合戦に初出場して以降34回出場。2006年には紺綬褒章を受章している。近年、ニコニコ動画などに出演し、若い世代からも支持されている。

これはね、もう本当に突然！　「網膜剥離」なんてビックリしました。

私、自分で言うのも何ですけど丈夫で元気なんです。何しろ検査が大好きなの。いわゆる検査フェチ（笑い）。心配性なんですかね。病気が怖いから検査専門の病院にしょっちゅう行っています。あまりにも頻繁に行くものだから、「あんまり来なくていいですよ」って言われちゃうくらい。先生から「大丈夫です！」と言ってほしくて行っているようなところがあります。

ただ、1カ所だけノーマークだったのが「目」だったんです。それまで老眼以外は何の問題もありませんでした。飛蚊症はたまにありましたけど、周りに聞いたらみんなあるっていうから気にしていなかった。

**それがある日、右目の中に小さい黒い点が連なってクルクル回って見えたのです。「おかしいなぁ」と思っていたら30分ぐらいできれいに消えました。**

「何だったんだろう」と思いながらも、そのことを忘れて過ごしていたら、2日後に大きい黒い点がグルングルン回っている……「これは普通じゃない」と慌てて病院で検査を受けました。そうしたら、先生が一言、「幸子さん、いまから手術です」とおっしゃったのです。「え？　私のこれ、なんですか？」と聞いたら「網膜剥離です」と言うのです。それが2019年9月下旬のことでした。

## 「朝日や夕日が出たりしたら、すぐに来てください」先生に言われたその翌日に症状が出て、即手術

驚いたのはその後です。「４日後にＮＨＫの生放送があるので、それが終わってからじゃダメですか？」と尋ねると、先生はずいぶん考えて「うーん、間に合うかな」とおっしゃったの。ドキッとして「どういうことですか？」と聞いたら、「失明しますよ」と言われたのです。そのときの心境たるや、頭が真っ白になりました。

その日は、先生が譲歩してくださって自宅に帰りました。でも、「水平線から朝日が出るような、夕日が沈むときのようなオレンジ色の絵が見える症状が出たらすぐ来てください」と言われました。で、その翌朝、さっそく朝日が昇っちゃって（笑い）。結局、即手術になりました。

網膜剝離は、簡単にいえば部屋の壁紙が剝がれたような状態です。手術は２通りを提示されました。ひとつはガスを眼球の中に入れ、ガスの圧力で網膜を張り付ける方法。もうひとつはオイルを注入する方法です。ガス注入のメリットは１カ月ほどでガスが体に吸収されるので１度の手術で終わること。ただし、ガスを入れたら１カ月間は飛行機に乗れません。気圧でガスが膨脹してしまうからです。

当時はコンサートで全国を回っていましたから、飛行機に乗れなくなるのは困ります。ということで、オイル注入の手術をしました。オイルの場合はオイル抜きのためにもう一度手術をしなければならないのですが、仕方がありません。

**最初の入院は3日間ぐらいでした。術後1日はうつぶせ状態でいなければいけなかったのが一番つらかったですね。**

それでも翌日の夕方には、お化粧をして病院からテレビの収録に出掛けました。それは私のために作っていただいた番組だったので、キャンセルしたくなかったのです。先生もしぶしぶでしたがOKしてくれました。「本当はよくないんですけど、この目薬を本番直前にさしてください」と痛み止めを持たせてくださいました。30~40分しか効果がないので、収録の後半は痛みが出ちゃいましたけどね。

それから3カ月、オイルを入れたまま眼帯生活でした。片目での生活はとても疲れました。仕事もたくさんありましたので、本番は眼帯を外して慎重にお化粧をして……。

## 術後の異常を先生に訴えると「長年かかる人もいるんです」と……

そして迎えたクリスマスの日、オイルを抜く手術を受け、それから1年半以上たちました。じつはまだ右目は元通りではありません。手術は成功して網膜剥離は治っているんですけど、色の見え方が左右で違います。

初めてそれに気づいたのは、オイルを抜いて3カ月後ぐらいでした。もう視力がだいぶ回復したように思ったので、近所までクルマを運転して出かけたのです。**信号待ちでふと「右目だけで見てみよう」と左目をつぶって信号を見上げたら、赤でも黄でも青でもなく、真っ黒でした。**もうビックリしました。普通に見えると思ったのは、左目がカバーして見ていたので自然に見えていたんです。

いまだに電気系の光だけがまだ少しモノトーンです。それ以外の色も左右で少し色みが違います。先生に聞くと「長年かかる人もいるんです」って。「それ早く言ってよ」と思っちゃいました（笑い）。

でも、失明するかもしれなかったのですから、嘆くのではなく、見えることに感謝して生きようと思います。

人生、健康がどれだけ幸せかってことですよね。元気なうちにやりたいことはやりたいですし、思い切り遊びたい。唯一の趣味がスキューバダイビングなので、できる環境になったらすぐにでも行きたい気持ちです。

愉快な病人㊸

白内障

# モト冬樹

（ギタリスト・俳優）

## 朝、起きた途端にすべてが見える……ビックリして感激でした

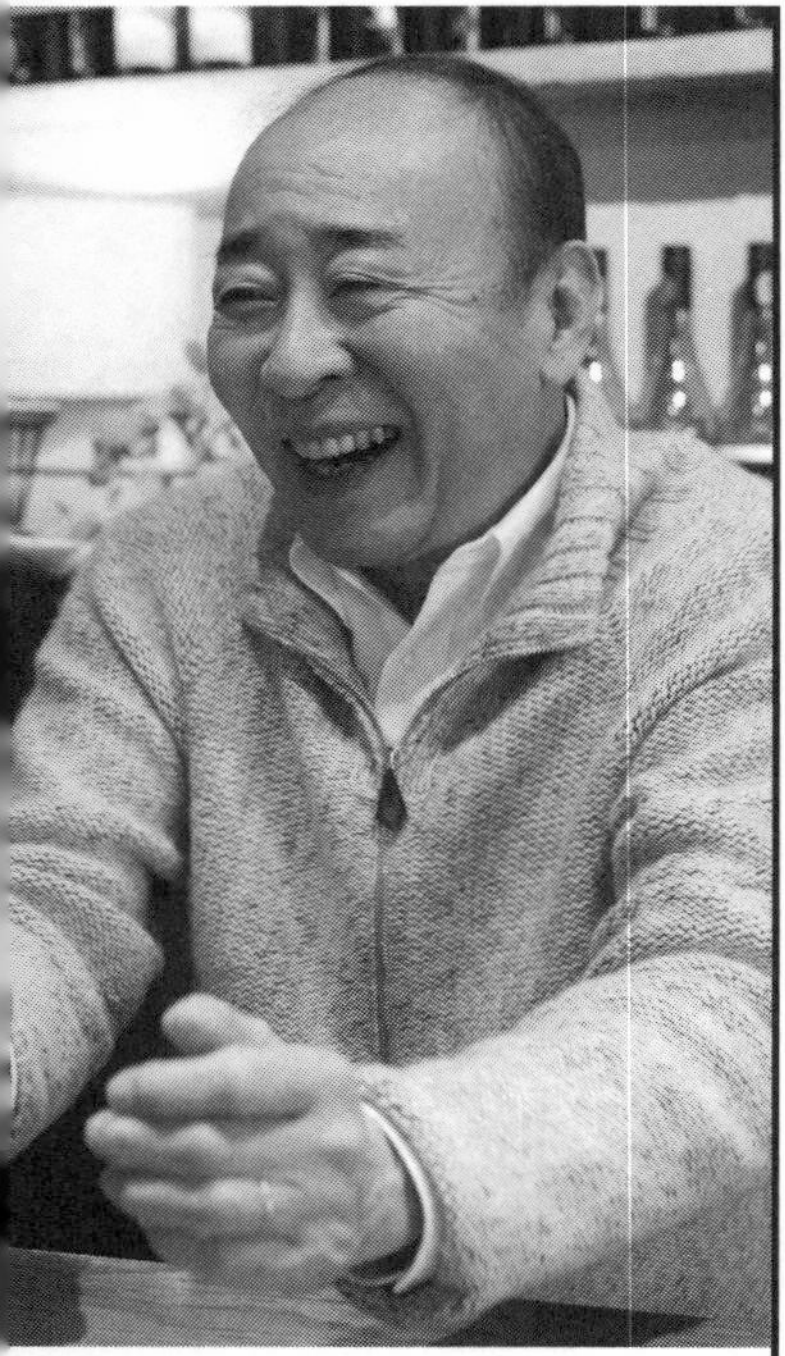

▽もと・ふゆき　1951年、東京都生まれ。中学時代にギターを始め、同級生（グッチ裕三）や実兄（エド山口）とともにバンドを組み、銀座や六本木のクラブで演奏を始める。77年、バンド「ビジーフォー」を結成し、コミックソングやものまねで人気を博す。83年にバンドは解散したが、俳優・タレントとしてドラマや映画、バラエティーで活躍し続けている。2010年、59歳で結婚。おしどり夫婦として知られる。

「名医のTHE太鼓判！」（TBS系）という番組で目の検査を受けたら、医師から「白内障、きてるよ」と言われたんです。でもかすむとかぼやけるといった自覚症状はまったくないし、手術なんて怖いから、する気は全然なかったんです。

ただ、近視も老眼も乱視もカバーしてくれる「多焦点レンズ」なるものにとても魅力を感じたことと、担当医の深作先生に全幅の信頼を持てたので、思い切って手術しました。それが2018年1月です。思い起こせば、日本でコンタクトレンズが発売された当初から、ずっと使い続けてきました。約50年にもなるでしょうか。**視力がとても悪く、もうコンタクトで調整できるギリギリ。冗談抜きで、もう少しで障害者手帳がもらえるレベルにまで達していました。**

白内障では手術する気はなかったけれど、裸眼で生活できるようになることは、僕にとってとても魅力でした。

しかも、一度入れたら半永久的に入れっ放しにできるそうです。白内障でいずれ濁り出して手術をすることになるなら、この機会にこの先生にお願いしようと思ったのです。

お世話になったのは「深作眼科」の六本木院です。深作院長の手術数の多さは半端なく、日本の眼科医療の発展に尽力し続けている先生で、お話を聞けば聞くほど説得力がありました。ただひとつ問題だったのは手術費用です。多焦点レンズの手術は先進医療なので保険が利きません。片目90万円、両目で180万円もの高額医療です。

さすがに番組も手術費までは払ってくれません。

## 高額医療にいったんはためらったが、加入していた保険のおかげで全額カバー

迷いに迷って妻に相談したら、何と妻が僕の保険に先進医療保険を付けてくれていたんです。手術内容や医療機関によって違うそうですが、僕の場合はその保険で全額カバーできるとのことだったので、「よし、じゃあやろう」と拍車が掛かりました。

手術は、水晶体を吸い出して多焦点レンズを入れるという、時間にして片目15〜20分程度のもの。日帰りで片方やったら普通は数日空けてもう片方をやるのですが、僕の場合は2日連続でした。体の手術なら何をされても自分には見えないですけど、目は開いていなくちゃいけないから手術の様子が全部見えるわけです。考えただけで恐怖ですよね。でも、実際には目に水が流れていることしかわかりませんでした。それに少しだけ麻酔を入れてくれたので、眠りはしないけれどボーッとして恐怖感はありません。あれはありがたかったな。

**ただ、術後のケアは大変でした。絶対ダメなのは目を触ることなんです。寝ている間に無意識に触らないように、寝るときは硬めのガードを貼り付けましたし、1カ月間はお風呂もダメ、洗顔、洗髪もダメでした。**

だけど、朝、起きた途端にすべてが見えるのはすごいことです。いまはもう慣れちゃいましたけど、初めは大感激でした。便利だなと思ったのは、新聞みたいな小さな文字がいつでも読めることです。それまでコンタクトは遠くが見えるように調整してあるから、近くを見るには老眼鏡が必要でした。いまはもうレストランのメニューや役所の書類などが裸眼で読める。手術をしてよかったと思う瞬間ですよね。それに車を運転中に目に風を感じたとき、めちゃくちゃ裸眼であることを実感しました。

逆にがっかりしたのは、お風呂場の汚れです。いままではコンタクトを外して入っていたので何も気にならなかったんですけど、しっかり見えちゃう（笑い）。

## 「目にも寿命がある」どんなに元気でもパーツは劣化すると悟った

じつは網膜も剝がれかかっていて、いまはレーザーで焼いて留めてもらっているんですけど、深作先生には「いつか手術しよう」と言われています。そっちは2～3日入院が必要なようで、まだ決めていませんが、いつかやらなくちゃいけないとは思っています。

**病気になって学んだことは「60歳すぎたら絶対に病院に行くべき。自己判断はダメ」ということです。**一人暮らしのときは、寝るのが一番だと信じていました。実際、多少具合が悪くても寝ることで治ってたんです。でも60歳を越えたら話は違う。深作先生に「目にも寿命がある」と言われ、どんなに元気でもパーツは劣化すると悟りました。メンテナンスは絶対に必要なんです。

50〜60歳になったら、一度は眼科で検査したほうがいいですよ。

僕らはまだいいですが、いまの子供たちはなおのことです。深作先生の受け売りになりますが、LEDやブルーライトを近くで見るのは目に相当悪いようです。パソコンやスマホを朝から晩まで近距離で見ている子供が大人になる頃には、白内障や加齢黄斑変性など目の病はもっと低年齢化しているかもしれません。

僕が目の健康のために実践しているのは、紫外線カットとブルーライトカット。黒いサングラスは瞳孔《どうこう》が広がってしまうので、紫外線カットするなら色の薄いグラスを選ぶといいそうです。あと、目を強くこすったり、揉んだり、押したりするのもよくないそうですから、皆さんもご注意ください。

愉快な病人㊹

# 播戸竜二

（元プロサッカー選手・サッカー解説者）

翼状片

## 目に注射器の針がどんどん迫ってきて……痛みはないけど本当に怖かった

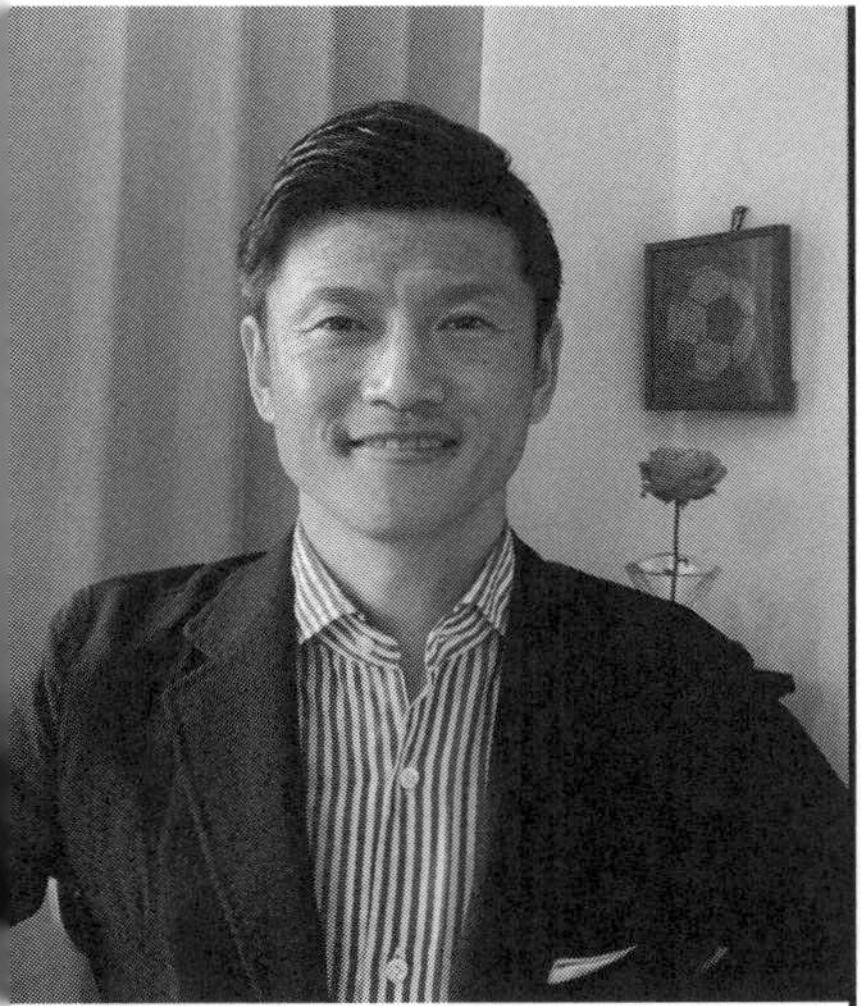

▽ばんど・りゅうじ　1979年、兵庫県生まれ。高校卒業後、Jリーグの「ガンバ大阪」に練習生として入団。U-19、U-20の日本代表、99年ワールドユース選手権のメンバーとしても活躍した。「ヴィッセル神戸」在籍時の2004年には得点ランク3位。その後も移籍を繰り返しながら現役を続け、19年に引退。20年からJリーグ特任理事（非常勤）を務めている。日本サッカー協会アスリート委員、SDGsプロジェクトメンバーに加わり、2021年WEリーグ理事に就任。
サッカー解説者として各種メディアに出演するほか、ユーチューブチャンネル「播戸竜二のおばんざい屋」も開設。

２０２０年11月に「翼状片」という病気で目を片方ずつ、計２回手術しました。手術時間は30分ぐらいで、入院する必要もなかったので、初めに右目を手術した日には、夜に人に会う予定を入れていました。一応、先生にも「行って大丈夫ですか？」と確認してＯＫだったので行く気マンマンだったのですが、終わってみたらそれどころじゃなくて、予定はキャンセル……。その日は昼間からカーテンを閉め切って部屋で寝ました（笑い）。

翼状片がわかったのは約15年前になります。２００６年ごろ、目頭側の白目が充血するようになったのです。

朝起きた時点から赤くて、練習終わりはさらに赤くなるので、眼科を受診したら「翼状片」と診断されました。

**この病気は、白目の結膜が異常に繁殖して黒目（角膜）の上にかぶさるように膜が広がる病気です。重症化すると乱視になり、視力が低下するといわれています。**

主な原因は紫外線とほこりらしいので、屋外スポーツ選手にはそれほど珍しくないようです。あとから「自分もそうです」という話をたくさん聞きました。

幸い、充血があっても視界は良好で、痛くもかゆくもないですし、プレーにはまったく影響がなかったので、現役中は点眼薬でしのいで、手術は引退してからしようと決めました。

## 「そんなに難しい手術ではありません」先生の言葉に意を決して

案の定、引退してメディアの仕事が増えると「目赤いね。寝不足？」「飲み過ぎですか？」と言われることが多くなったので、「やっぱり手術をやらんといかんな」と思ったわけです。

手術は、患部の膜を切り取って正常な膜を張り付けて縫うという内容でした。先生の「そんなに難しい手術ではありません」との言葉通り、当日は服の上から簡易な手術着を着て、専用の椅子に座って手術が行われました。

上を向いていると瞼が閉じないように目の上下をテープで引っ張られ、さらに目を見開いたまま固定される機械がセットされて、これ以上ないほど目が無防備な状態になりました。

それだけでも怖いのですが、そのあと点眼薬がかかり、「では始めます。麻酔します」との言葉とともに注射器が……。点眼薬で視界はぼやけているものの、自分の目に注射器の針先がどんどん迫ってきて、刺さるのがわかりました。痛みはないのですが、怖かった。

何度か針を刺して麻酔が終わると、次は「目を下に向けてください」と言われ、鼻の先を見るようにしていました。要は眼球の上のほうから正常な膜を採取したのです。そのあと病変を切り取り、正常な膜を張り付けて縫いました。

コンマ何ミリという世界を拡大する手術用のゴツイ眼鏡を掛けた先生が縫うこと5針。痛くはないですが、針が入る瞬間や糸で引っ張られる感覚はあって、先生の手が行ったり来たりするのをまばたきもできずに見ていました。

経験したことのない緊張が続いたので、終わったときには精神的にかなり疲弊《ひへい》しました。

## 一重瞼がうっすら二重に……「顔、いじった?」と誤解される

その後、糸がゴロゴロする違和感に耐える日々が10日以上あり、抜糸になります。その工程を左目でもやって、現在に至っています。

**一時的に落ちた視力もすっかり戻りましたし、充血もなくなりました。すごく、いい状態です。**

ただ、しっかりした一重瞼がうっすら二重になったので、「顔いじった?」と誤解

されることだけが〝後遺症〟です（笑い）。ただ「どう見られているか」と気にしなくなり、そのストレスがなくなったのは助かりました。仕事もバリバリできる感じです。

今回の経験を通してビックリしたのは、眼科にやって来る高齢の方々の多さです。**「年齢を重ねると目の病気になる人がこんなにいるんだ」と思って、自分の老後のためにももっと目をケアしていかなくちゃいけないなと思いました。**

いま実践しているのは、処方された点眼薬を3種類とサングラスをかけることです。「カッコつけてる」と思われてしまうのですが、目を紫外線から守るためには必要なこと。

今後、そんな目のケアの情報も発信していきたいと考えています。

愉快な病人㊺

# 秋川雅史

（テノール歌手）

## 扁桃炎・扁桃肥大

## 「絶対に原因があるはずだ」そう信じ続けて7、8カ所の病院を転々としました

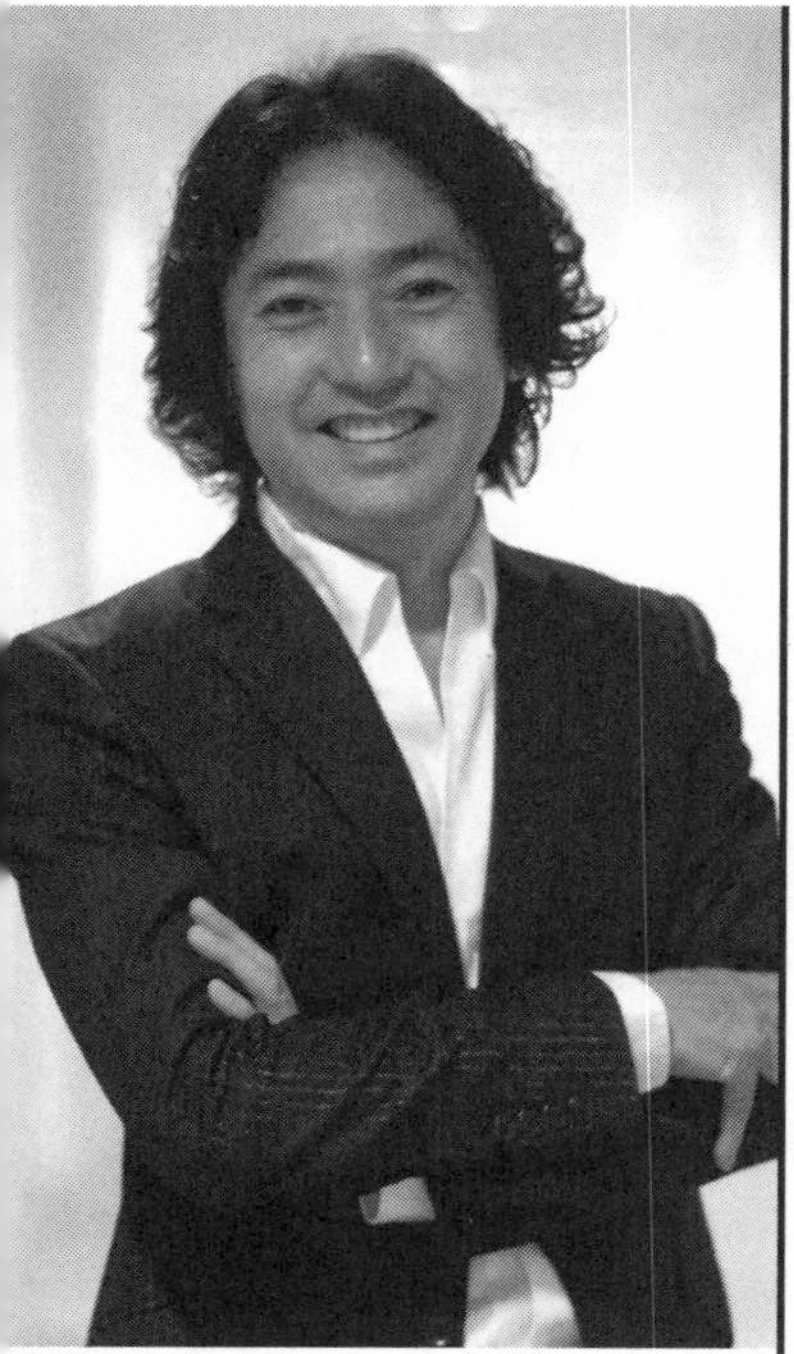

▽あきかわ・まさふみ　1967年、愛媛県生まれ。国立音楽大学・大学院で声楽を学び、4年間のイタリア留学を経て帰国。2001年に日本人テノールとして最年少CDデビューを果たし、2006年「千の風になって」のヒットで一躍有名になる。

「千の風になって」が世の中に広まる約10年前、手術で扁桃を切っていました。しかも自分から望んで2度も……。

そもそもの始まりは、1991〜92年ごろです。大学院の2年生から風邪を頻繁にひくようになり、ひどいときには毎月、扁桃が腫れていました。

大学病院で診察を受けると「溶連菌の数値が高い」とのこと。溶連菌《ようれんきん》（溶血性連鎖球菌）は、感染すると風邪に似た症状が出る菌の一種です。放置しても治るケースもあるということで経過観察になりました。

その後、あまり良くない状態のままイタリアに留学することになりました。声に支障が出たのはその留学中でした。1996年初め、喉に激痛があり、口の中を見ると扁桃が真っ赤を通り越し、膿んで真っ白になっていました。でも病院へ行き、処方された抗生物質を飲んだらすぐに効果が表れ、腫れが引き始めたのです。

## 薬はなるべく飲みたくなかったから痛みが取れて「治った」と服用をやめてしまった

いま思えば「これで簡単に治るんだ」と考えてしまったのが私の最大の失敗でした。完全に痛みが取れ、治ったと思ったところで服用をやめてしまったのです。薬はなるべく飲みたくない主義でしたし、抗生物質は飲み切らなければいけないことを知らなかった。

その結果、扁桃が膨れたまま治ってしまい、それを境に一定音域にくると声にガリガリと雑音が入るようになりました。

一時帰国して受診したら、医師から「扁桃と声は関係ありません」と言われ、原因不明のまま再びイタリアへ……。でも結局、声は改善されずに帰国を余儀なくされました。

**帰国後は、「医師が何と言おうと、原因は扁桃だ」という確信があり、「扁桃を切りたい！」の一心で病院を探しました。**

扁桃と声は関係ない。だから「高い声が出ないだけじゃ扁桃を切る理由にならない」という医学の常識の中、「年に6〜7回も風邪をひく」という理由なら手術ができるということになり、何とか手術にこぎ着けました。そして、術後の激痛に耐えながらも「これで治るんだ」とわくわくしていました。

ところが練習を再開すると、まったく治っていなかった。希望から一転、このときほど精神的にツラかったことはありません。「やはり関係ないのか？」という思いがよぎる一方で、「絶対に何か原因があるはずだ」と信じ続け、声に特化した医師を人づてに聞いて7〜8軒の病院を転々としました。

そこで、やっと光明を見つけました。

「扁桃は喉以外に鼻の奥や舌の根元にもある。君は全部の扁桃が腫れ上がっていて、特に舌の根元の舌根扁桃が肥大している。それが食道と気管の間にある蓋の開きを邪魔している」

つまり、声は高音域になるほど、その食道と気管の間にある蓋を大きく開くので、肥大した舌根扁桃が当たって雑音を出すのだろうと指摘されたのです。

**それを聞いた瞬間、「それだ！」と確信しました。ただ、舌根扁桃の周辺には太い血管が通っているので医師が嫌がる手術だとのことでした。**

それでも何とか手術してくれる先生を見つけて舌根扁桃を切ったことで、完全に従来の声に戻りました。病気をするまで「自分には才能があるんだ」と過信していました。この声と歌のうまさはテノール歌手だった父親譲りだから、あって当たり前だと勘違いしていたのです。

病気になって初めていろいろなことに「感謝」するようになりました。自分が持つ最高の魂や精神を注いで歌うことで、聴いてくださる人に感謝を示したいと考え始めたのもその頃からです。

## 「声を磨くためには摂生」。でも、人生の楽しみは「不摂生」

いまでも、常に自分がイメージする声に近づこうと日々練習しています。声を磨こうとすると大事なことはやっぱり摂生なんです。けれど、人生の楽しみって不摂生にあるじゃないですか（笑い）。たとえばおいしいものは体に悪いし、お酒や夜更かしもそうです。でも、生活全般にわたってそうした楽しみを我慢してもなお、歌がうまくなる喜びのほうがいまは大きいんです。その当時、ロシアW杯の日本代表戦でも、ゴールの瞬間に歓喜の声を上げることをグッと抑えましたもんね。

もし、病気をしていなかったらこの気持ちは持てなかったと思います。神様はきっと父親譲りの素晴らしい声を私に与えた代わりに、声を維持するための試練も与えたのかもしれません。

生活では、エアコンの使用を控えることと、食事の時間には気を使っています。朝昼晩、それぞれ何時から何時に食べると決めています。ただ、食べる物に関しては常識にとらわれません。

例えば辛い物は喉によくないといわれますが、新陳代謝が上がり、全身の回復力を高めてくれるので、むしろコンサート後にはいい、というのが私の持論です（笑い）。

愉快な病人㊻

# 野口 健（登山家）

## 頸椎椎間板ヘルニア

## 雪崩に遭遇して2年後、マイナスドライバーでえぐられるような痛みが襲った

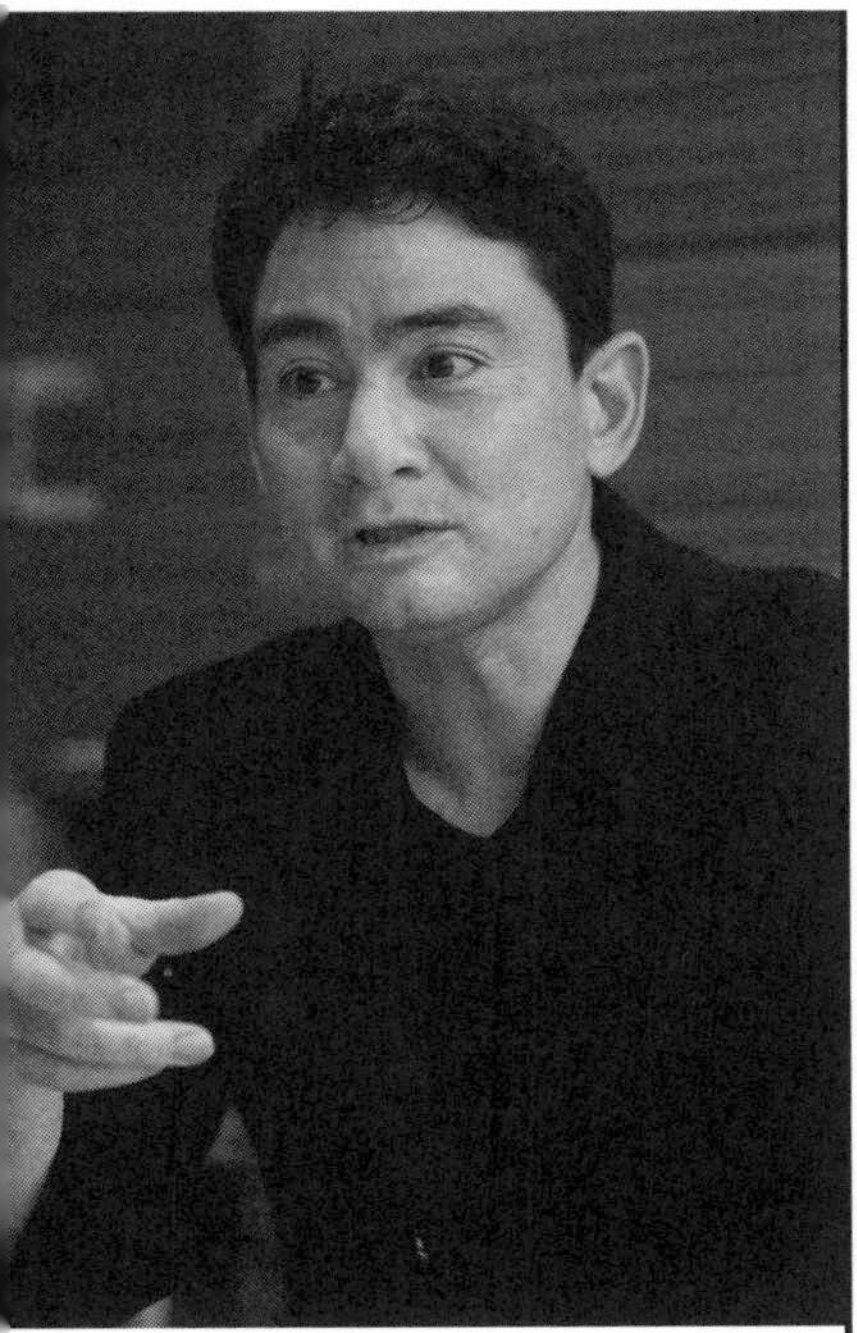

▽のぐち・けん　1973年、米国生まれ。16歳のとき植村直己さんの著書に感銘を受け、登山を始める。25歳で7大陸最高峰世界最年少登頂記録を樹立。その後は、エベレストや富士山の清掃登山を実践し環境教育を広める活動に力を注ぐ。2015年に「ヒマラヤ大震災基金」設立、翌年は「熊本地震テントプロジェクト」を立ち上げ現地で活動するなど、被災地支援にも尽力している。

すさまじい音と振動がきて、一緒にいた4~5人で腕を組み四つん這いになりました。ふと顔を上げると、雪崩が巨大な生き物のようにものすごい勢いで迫っていました。2011年、標高6000メートルのエベレストでのことです。「もうダメだな」と思いました。

そして、「ドン！」と雪崩がぶつかったんですけど、手前に巨大なクレバスがあったおかげでそこに重い雪が落ち、舞い上がっていた軽めの雪に巻き込まれたことで、奇跡的に全員が助かりました。それでも、圧倒的な圧力で流されて雪に埋もれ、鼻や口に詰まった雪を急いで指でかき出さなければなりませんでした。首の後ろが少し腫れたものの、生きていられたのは本当に奇跡。雪崩は氷の塊を含んでいるので、まともに食らったら体なんか簡単にちぎれるんです。

**九死に一生を得たそんな体験から約1年後、右手の指の先がしびれるようになりました。さらに1年後、右肩甲骨の辺りに痛みがきました。**そのうち、マイナスドライバーでえぐられるような痛みで日常生活もできない状態になりまして、接骨院でレントゲンを撮ったら「首のヘルニア」と診断されたのです。原因は、年齢や登山の荷物運搬などいろいろですが、引き金は「雪崩のときのムチウチだろう」とのことでした。

処方された薬で、痛みは一時的にとれました。でも、飲むと視界がゆらゆらして、歩くとフラフラで、ろれつが回らなくて、目つきもおかしくなる。それほど強烈な薬でした。ヘロヘロでも仕事は休まずに行きましたが、薬が切れると痛くて、しんどいからどうしてもお酒を飲みますよね（笑い）。

お酒と薬で落ちるように寝ることが日常になり、常に事務所スタッフに面倒をかける日々でした。

治療を模索していくつも病院へ行きましたが、どこへ行っても「手術しなければ治らない」と言われました。**しかもその手術は、喉の前からメスを入れて変形した骨を切り取り、腰の骨を切り出してそこへ入れるというもの。「半年間は山には行けない」と言われました。**なかなか決心がつかないまま2年近くがたち、精神的にも壊れかけ、いよいよなんとかしなければと思った頃、通い始めたスポーツジムのトレーナーから「首と腰のヘルニアを内視鏡で手術する専門医がいる」と教えてもらいました。それが徳島大学整形外科の西良浩一先生です。

聞けば、何人もの有名なアスリートのヘルニアを内視鏡手術で治している先生でした。ボクが「来年ヒマラヤに登りたい」と言うと、「じゃ、すぐやろう！」と言うのです。それが２０１６年の夏でした。

## 考えようによっては、入院の時間は「ぜいたくな時間」

手術は、内視鏡で神経が当たる部分の骨を削るというもの。要は脊椎に穴を開けるわけです。一歩間違えば半身不随になる難しい手術とのことでしたが、西良先生は「大丈夫。来年にはヒマラヤに行けます」と飄々《ひょうひょう》と言ってくれたので、直感で信頼してお任せすることにしたんです。

**手術は全身麻酔で4〜5時間。傷はわずかで痛みも少なく、2日後には自分でトイレに行け、1週間もするとリハビリ室で軽いトレーニングができるようになりました。**

と同時に、西良先生がうちわを手にボクの病室に来て、「阿波踊りの練習をしよう」と言い出しました。さすが徳島だと思いましたね。それがまた真剣で、手術から10日後、退院を迎えたとき本当に阿波踊りに参加しましたよ（笑い）。

さらに、退院して2日後には富士登山に出発しました。熊本の被災地の子供たちとの約束だったので、「せめて行けるところまで」という気持ちでした。医師からは「絶対に転ぶな」と言われたので緊張しましたけど、結局、山頂まで行っちゃいました（笑い）。

２０１８年の春、ヒマラヤへ行きました。これまでに50回以上も登ってきた山ですが、2年間のブランクは初めてです。不安でしたし、いざ登ってみるとこれまで当たり前にやっていたことにあたふたしちゃって……。でも、その感じが初心に戻ったような新鮮さで、「不安ってのは楽しいものだな」と思いました。

**「山は終わった」そう思った時期もあったけれども……**

日常生活もできなくて「山は終わった」と思った時期もありました。「山で死ぬことはないからそれもいいな」と考えたことも確かです。でも、「山をやめたら何も残らないし、何も残らないのも怖い。どうであれ怖いなら山を続けよう」と思い至っていまがあります。**入院の時間というのは病気にもよるし、人にもよると思いますけど、考えようによってはぜいたくな時間だと思います。自分と向き合えるし、謙虚にもなれる。**まあ、謙虚さはそう長くは続きませんけどね（笑い）。

コロナ禍は当然、登山にも大きな影響を及ぼしています。ヒマラヤでは約５００人の登山隊のうち、１００人くらいの登山家やシェルパがコロナに感染した事例もありました。テントの中など、とにかく登山は「密」ですからね。

それでも、ようやくネパールでの登山が解禁になり、22年にはなんとかマナスル登頂を目指したいと考えています。幸いなことに、再び山に登れる体になったのですから、また山の素晴らしさ、自然の大切さを皆さんに伝えていきたいと思います。

愉快な病人㊼

# 大山加奈

（元バレーボール日本代表）

椎間板ヘルニア・脊柱管狭窄症

## 生きているのがしんどくて「死んだほうが楽だ」と思ったほどでした

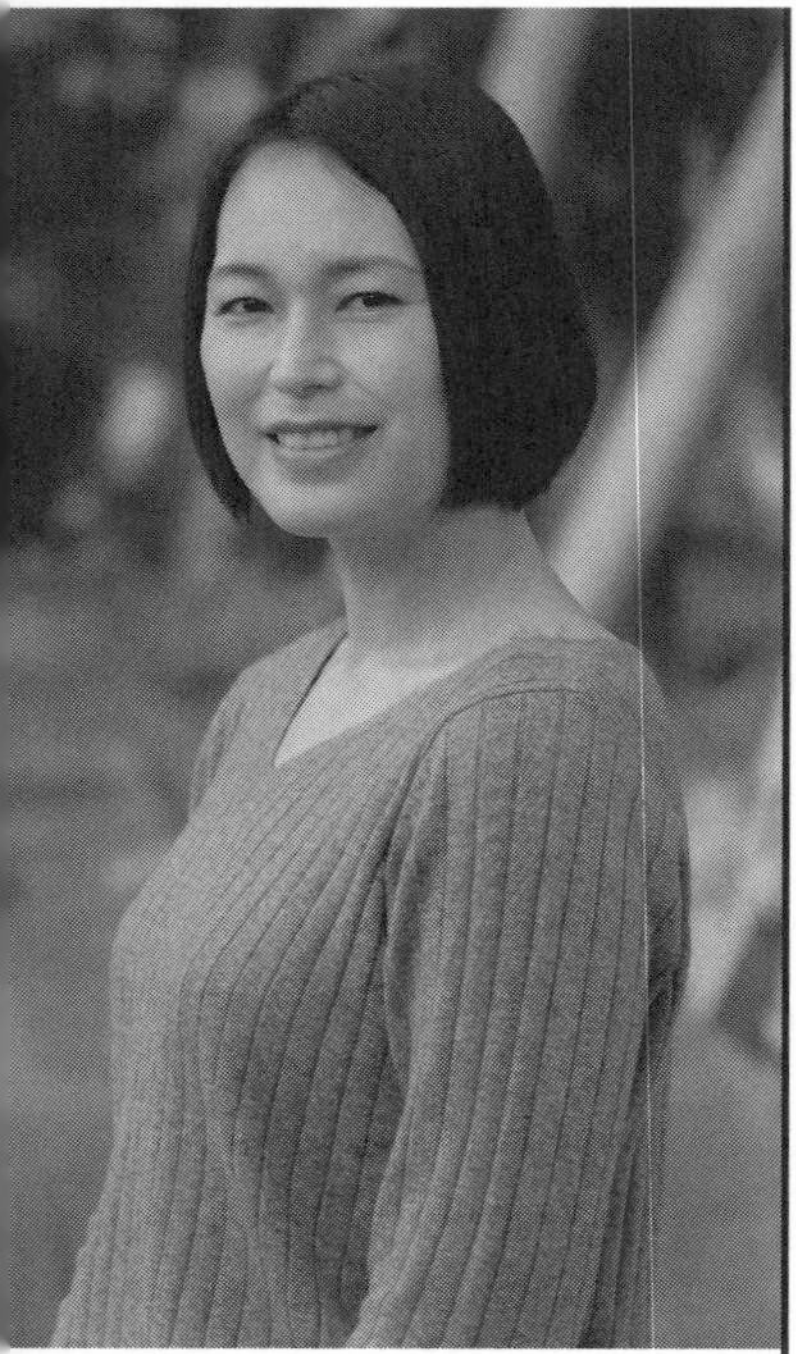

▽おおやま・かな　1984年、東京都生まれ。小学2年生から地元のバレーボールクラブに入団し、小中高すべての年代で全国制覇を経験する。17歳で日本代表に選ばれ、高校卒業後は「東レ・アローズ」に所属。オリンピック、世界選手権、ワールドカップという3大大会すべてに出場を果たす。2010年に現役を引退。現在は講演活動、バレーボール教室や解説者の仕事などを通してスポーツやバレーボールの発展に尽力している。

「よくこんな状態でバレーボールやってたね」

医師にそう驚かれたのは、2008年の京大病院でのことでした。その年の8月、北京五輪が開催されている真っ最中に、私は「椎間板ヘルニア」と「脊柱管狭窄症」の手術を受けていました。

腰痛は小学6年生ごろからありました。中学に入るころには腰のサポーターが欠かせないくらいでした。特にレシーブの姿勢をキープするのがつらかったですね。いま思うと、体がしっかり出来上がる前にスパイク動作を過度に繰り返していたことが影響していたのだと思います。

**高校生になると左脚の外側に突っ張る感覚を覚えて、実業団に入って相談すると「すぐにMRIを撮ってきなさい」と言われました。結果は「椎間板ヘルニア」でした。**でも深刻な状態ではなかったので、トレーニングして体をしっかりつくっていこうと考えていました。

ただ、実業団と日本代表の両方でプレーしていたので、ワールドカップ直後にリーグ戦があり、休む間もありません。忘れられないのはリーグ戦の終盤、試合中に立てないくらいの痛みになり、次のセミファイナルを欠場したことです。私は泣きながら「絶対に出る！」と言い張ったのですが、監督は「絶対出さない」とどちらも引かず、

2時間説得されての欠場でした。そのときは悔しかったですが、いまは、ああやって守ってくれる監督でありがたかったと思います。

その半年後にはアテネ五輪があったので、すぐに日本代表の練習に参加しました。もう、痛いからといって休むこともできません。一番年下の私は練習後の治療（針やマッサージなど）がいつも最後で、終わると深夜1時でした。それでも、朝練（自由参加）に出ないと「甘い」と言われ、心も体もボロボロでした。そんなアテネ五輪の後は、きちんと体を立て直そうと思い、半年間は一切ボールを触らずにひたすら筋力トレーニングに励みました。腰に負担がかからないようなフォームの改善にも時間を費やしたのです。でも、いざ国際大会に出てみると、フォームは元に戻ってしまうし、腰痛も再発して……。その後も復帰とリハビリを何度も繰り返しました。

## 「この手術を受けて現役復帰したアスリートはいない」そんな医師の言葉に「それなら私が第一号に」と……

痛みがピークに達したのは2007年です。ちょっと動くだけでお尻からふくらはぎまで両足にしびれと痛みがビーンと走るんです。

寝返りしただけでうなってしまうくらい……。生きているのがしんどくて、「死んだほうが楽だ」と思ったほどです。

治してくれる腰専門病院を探して日本各地を回ってみましたが、どこでもヘルニアの手術を勧められました。２週間つけっぱなしの点滴治療も試しましたが、効果は薄く、ついに２００８年の北京五輪出場を断念することにしました。

**その後に向かったのが京大病院です。そこで脊柱管狭窄症が見つかり、椎間板ヘルニアとの同時手術を決めました。**

手術は背骨を割って、癒着組織を取り除き、椎間板を広げるといった内容でした。手術の怖さや、復帰できる可能性が１００％ではないことを考えて、「いっそ手術をせず、バレーをやめちゃおう」と思っていました。

翌日になったら監督にそう言おうと決心していた夜、なかなか寝付けないベッドの中で「この手術を受けて現役復帰したアスリートはいない」という医師の一言を思い出し、「それなら私がその第1号になればいいじゃん」という思いが浮かびました。もしもそれが実現できたら、同じ病気で悩むさまざまな競技の選手たちにとって、希望になるじゃないですか。そう思ったら、急に怖かった手術が怖くなくなったのです（笑い）。

術後は痛みとしびれから解放されて、本当に幸せでした。友人、知人もみんな「よかったね！」と喜んでくれましたし、自分でも第二の人生が始まった気がして、かつてないほどハイテンションで練習を再開しました。

ところが、何カ月たってもスパイクの感覚が戻りませんでした。それは不安であり恐怖でした。そのうち腰に痛みも出てしまい、病院に行くと「炎症がある」と言われました。炎症は治せば問題ないものでしたが、「またリハビリ？　何回続くの？」と思ったらそこで心が折れてしまって、引退を決意したのです。何年も活躍できない私を応援してくれた人、サポートしてくれたチームや会社に申し訳なくて、悩んだ末の決断でした。

## 腰への不安はいまもあるが、バレーボールで豊かな人生のお手伝いがしたい

自分で経験したことで、病気と闘っている人の気持ちがわかりました。病気をする前はリハビリしている選手が楽そうで羨ましかった。でも、自分がなってみたら楽なことなんてひとつもない。特に「心」がつらいんです。**病気で得た経験は、引退後の人生、指導者としてもとてもいい財産になりました。**

スポーツ界では、有望な若い選手が途中で潰れてしまうことが本当に多いんです。

年齢や成長の段階に応じた指導が求められていると思います。私の経験を正直に伝えていくことが、そのきっかけになるかもしれないので、今後も発信していこうと思っています。

いまも長く歩くと痛みが出たりしますけれど、夫がスポーツトレーナーなので、緊急時にはマッサージしてくれます。本当は普段から予防的にやってほしいんですけど、それはダメみたいです（笑い）。

２０１２年2月に双子の女の子を出産し、現在は絶賛子育て中です。ただでさえ双子育児はすべて2人分で身体への負担も大きいですが、私の遺伝子をしっかりと受け継いですくすく成長しています。大きめな赤ちゃんなので腰への負担も大きく、毎晩現役のとき以上にセルフケアをし、なんとか持ち堪えています（笑い）。

腰への不安はありますが、とても可愛い愛おしい存在が2人も増えた幸せを日々噛み締めています。

しばらくは子育てをしながらなので、できることは限られてしまうかもしれませんが、バレーボールというツールを使い、たくさんの子どもたちとそのご家族の人生を豊かにするお手伝いができたらと思っています。

愉快な病人㊽

# 谷 隼人

（俳優・タレント）

## 椎間板ヘルニア・座骨神経痛

## 痛みが出るたびに整復院で痛みを取る……これを繰り返していました

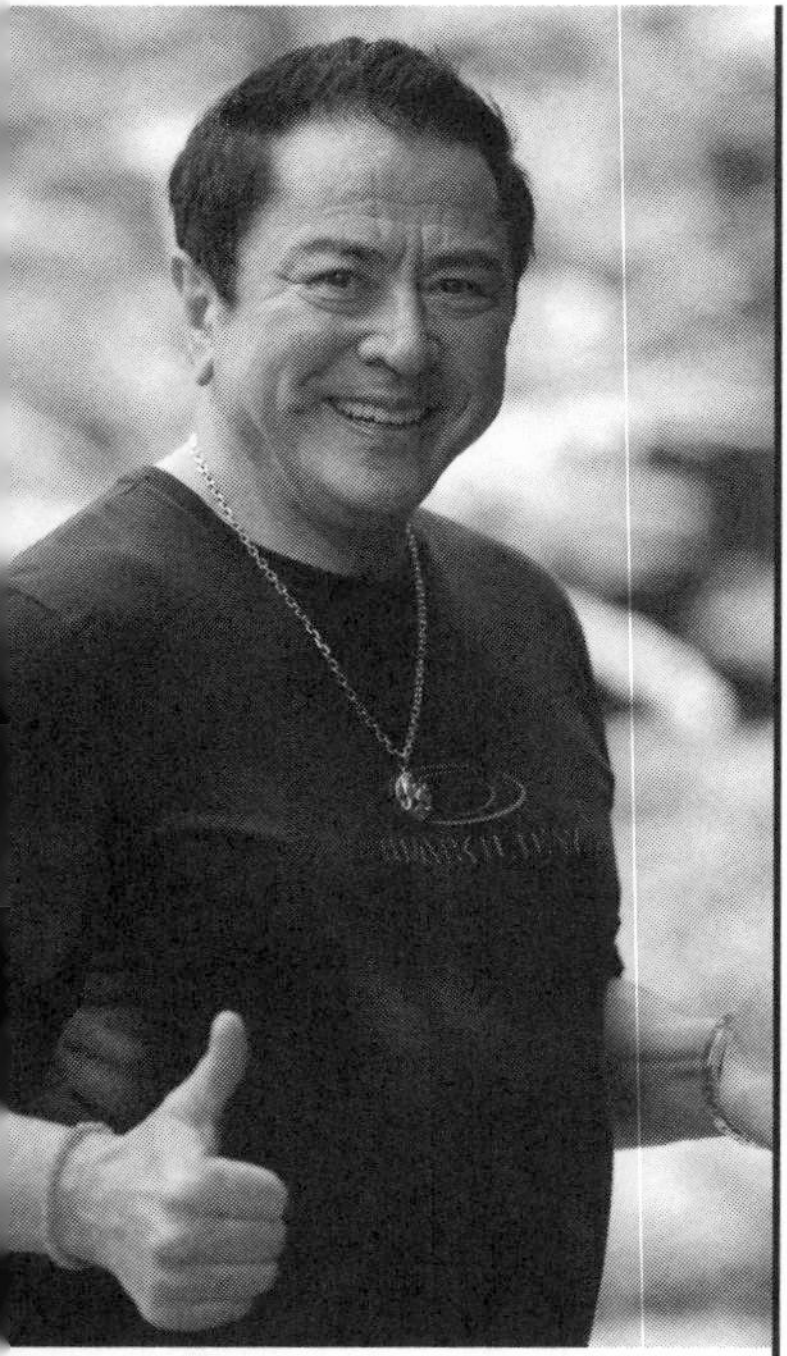

▽たに・はやと　1946年、鹿児島県生まれ。10代で上京し、街中でスカウトされて東映に入社。1966年、映画「非行少女ヨーコ」でヨーコの相手役としてデビューし、その後、東映アクションスターのひとりとして「網走番外地」シリーズなど映画に多数出演。1968年にドラマ「キイハンター」（TBS系）に出演し、一躍人気俳優となる。NHK大河ドラマから、バラエティー「痛快なりゆき番組 風雲！ たけし城」（同）まで幅広く活躍し、現在もタレントとして活動。女優の松岡きっこさんとはおしどり夫婦として知られている。

腰痛がひどくなって人生初のＭＲＩ検査を受けたのは40代半ばでした。ものの見事に腰椎の４番と５番にヘルニアが認められ、医師には「かなり悪いです。５段階でいうと４レベル。これは手術ですね」と言われてしまいました。

でも、結局手術はしていません。現在はどこにも痛みはないので手術しなくて本当によかったです。いい先生方と巡り合えたことがいい結果をもたらしたと思います。

きっかけは、たぶん38〜39歳でやってしまったギックリ腰です。21歳から通っているスポーツジムがありまして、鉄アレイでトレーニング中にふいに背後から名前を呼ばれ、反射的に振り向いたら、その瞬間に腰にチリッと痛みが走ったのです。「何だ？」と思いましたが、その日はそれだけでなんともありませんでした。ところが何日かすると、腰に張りや重さを感じるようになって、治る気配がない。そこで、同郷出身で仲良くしている新宿の整復院で診てもらったのです。

受けた治療は低周波の電気で、気持ちがよく、腰も軽くなって良くなったように感じました。

**「谷さん、腰はね、絶対手術しないほうがいい。痛くなったらウチへいらっしゃい。治してあげるから」と言われ、通うようになりました。**

当時は仕事も忙しく、ジムで体を追い込み、ゴルフやお酒も楽しむ日々。痛みは何度もあったのですが、そのたびに整復院で痛みを取る……を繰り返していました。

## ＭＲＩ画像を見た医師が「アッ！」と驚く

でも数年が過ぎると、寒さで痛みが増し、足がしびれ出し、寝返りも困難で、腰を曲げてしか歩けないところまで悪化してしまいました。

それでも、外では痛いそぶりを見せないように必死でごまかしたのですが、ついにオシッコの出も悪くなってしまい、「これはまずい」と大学病院で人生初のＭＲＩを撮ってもらったわけです。

画像を見て、「アッ！」と先生が驚いたくらい見事なヘルニアの出っ張り具合で、「これが神経を圧迫しているんですよ」と説明を受けました。手術を提案されましたが、整復院の先生の「手術はしないほうがいい」という言葉がずっと頭にあったので「手術はしたくない」と即答。すると、「それならトレーニングで強化して克服する方法はどうですか？」と提案してくれたのです。

「それがいい。それ、やりたいです」と返事をしたら、「じゃ、市川先生のところでトレーニングしてみたら？」と言われ、紹介されたのが市川繁之先生という理学療法士で日本のＰＮＦ療法の第一人者でした。

**ＰＮＦは、神経を刺激することで筋肉や筋の働きを高めて身体機能を向上させるリハビリ技術です。いまでは多くのトップアスリートが体のメンテナンスのために利用していると聞いています。**その療法を踏まえて、ヘルニアが神経に触れないように周辺を筋肉の鎧で固めてしまおうと提案されました。

マンツーマンで30分、みっちり先生に負荷をかけられながらのトレーニングです。先生いわく「腹筋と背筋のバランスが大事」とのことで、主に体幹トレーニングでした。じつは、初めはあまり期待しておらず、「多少でも症状が和らぐなら、やってみよう」ぐらいの気持ちでした。

## リハビリのおかげでいったんはゴルフもできるようになったものの……

その意識がガラッと変わったのは3回目でした。その日は先生がとある病院でリハビリ指導する日で、私もそこへ行ったんです。そこでは、手足がなかなか動かない患者さんが懸命にリハビリをしていました。それを目の当たりにして、「この人たちはこんなに頑張っているのにオレは何だ！　ギャーギャー言ってないで真剣にやろう！」と気持ちが固まったのです。そこから3年間は週に2〜3回通いました。通い始めて半年ほどでゴルフクラブがなんとか振れるようになって、1年後にはラウンドできるようになり、3年も経つと「ヘルニアがあったの？」と驚かれるくらいすっかり克服できました。

その後は、先生の教えを守って毎日自分でトレーニングをしました。通院は徐々に減り、いつしかまったく行かなくなって5年ぐらい経っていたでしょうか。また腰から右足にかけて激しく痛み、歩行困難になりました。それがつい2〜3年前の8月中旬です。

わらにもすがる思いで市川先生に連絡を入れ、緊急で施術してもらったらウソのように改善（笑い）。診断は「座骨神経痛」でした。**先生によると「貯金がなくなってる」とのこと。やはり、自主トレだけでは限界があると感じました。**先生がかけてくれる負荷が大事なのだと思い、その後は月1回、いまでもお世話になっています。

ずっと体は鍛えていたし、大抵の体調不良は自己回復力で治してきたので、何日も治らない腰痛にはほとほと参りました。ある程度の年齢がくれば、いろいろな不調があるでしょうから、ビクビクすることはありませんが、だからといって過信もよくない。頑張りつつも不調をなめずに、ときには医療機関を頼ることも大事だと、ヘルニアを経験して思うようになりました。

愉快な病人㊾

# 松岡きっこ（女優）

## 下肢静脈瘤

# 痛みがないのをいいことに10年以上放置していました

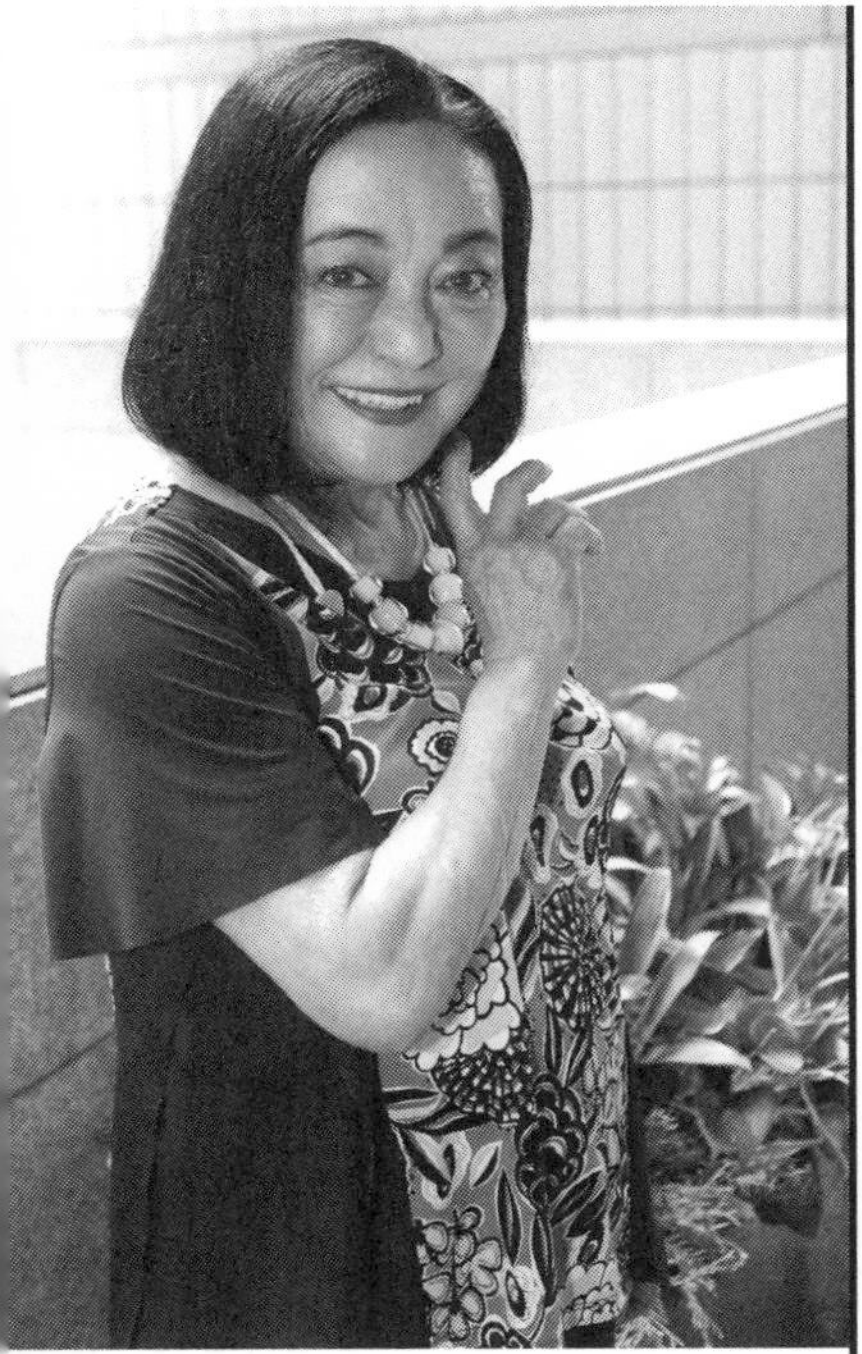

▽まつおか・きっこ　1947年、東京都出身。58年、東映児童研修所（現・東映アカデミー）に入所し、子役として活動を始める。73年のアクションドラマ「アイフル大作戦」、74年「バーディー大作戦」で女優としてブレークすると、その後は「巨泉・前武ゲバゲバ90分!」などのバラエティー番組への出演や、「11PM」「スター家族スタジオ」の司会を務めるなど幅広く活躍。81年に俳優の谷隼人と結婚し、おしどり夫婦として知られている。

50歳目前で、ふくらはぎに血管が浮き出ていることに気づきました。ある日、突然という印象でしたね。そのとき思ったのは「ああ、母と同じだ。嫌だな」でした。

母の脚に血管が浮き出ていたのを見たのは私が30歳ぐらいのときです。でも当時は「下肢静脈瘤」という病名もなければ、それが病気だとも知らず「ある程度の年齢になればああなるのかな」ぐらいの認識だったんです。自分が同じようになってから、何となく「下肢静脈瘤」という病名を知り、症状から「これだな」と察したのですが、痛みがないので病院に行くという発想になりませんでした。

**そもそも下肢静脈瘤は、脚の皮膚のすぐ下にある血管の逆流防止弁が壊れて、本来心臓へ押し上げられる血液がうまく上がらず、どんどんたまって血管が太くなり、皮膚の表面にこぶのようにボコボコと浮き出てしまう病気です。**命に関わるようなことはない中高年にはありがちな病気ですが、後から聞いた話では、ひどくなると皮膚が壊死して最悪の場合は切断しなければならないケースもあるそうです。

## 恥ずかしいので長めのパンツやスカートで隠していたが……

そんな病気だとはまったく知らない私は、痛みや不具合がないのをいいことに10年以上放置していました。

ただ見た目が悪いので嫌だなと思うのと、人に見られると恥ずかしいので長めのスカートやパンツ姿で隠しながら生活していました。

もちろん、主人にも隠し通していました。何しろ主人は私に対して過保護というか、私がしっかりしていない分、何かにつけて指示やジャッジをしてくれる人なのです。

余談ですけれども、たとえば私の仕事でも「これはいい、これはやめなさい」と決めるのはいまだに主人ですし、家の中でも「ほら、ちゃんと膝を揃えて座りなさい」と注意されます。「普段の姿勢が外でも出るから」という理由で、ジーンズ姿でも容赦ありません。ちょっと厳しいとは思いますけれど、正しいことを言ってくれているので、特に嫌だと思っていませんけれど……（笑い）。

そんなふうにいろいろと口うるさいものですから、そんな脚を見せようものなら何を言われるかわからないとひた隠しにしていたのです。

そんな折、主人とゴルフに行った夏のことでした。暑かったので主人に隠れてこっそりパンツの裾を折り上げて、すぐに戻そうとした瞬間、運悪くその姿を見られてしまったんです。ふくらはぎのボコボコを見て「何それ」と言うので、「下肢静脈瘤っていう病気みたい」と白状すると、「汚い。おかしいよ。病気なら病院に行きなさい」と言われたんです。

それから間もなく、とあるテレビ番組の打ち合わせ終わりの余談で、ディレクターさんから「じつは別の番組で下肢静脈瘤のタレントさんを探しているんですけど、誰か知りませんか?」と尋ねられたのです。

「私、そうですけど」といって脚を見せると、「番組で扱ってもいいですか?」となって、初診から手術までを番組で扱っていただくことになりました。

## 初診から手術までテレビ番組が取材

主人は「ボクも行く」と、番組で用意してくれた病院に同行し、診察室にも一緒に入りました。超音波で血液の流れる音を聞き、正常音との違いを確認。手術について説明を受けました。**鼠径《そけい》部からカテーテルを入れて、レーザーで弁の壊れた静脈を焼いて塞ぐという手術で、両脚でも10~15分、滞在時間約30分で歩いて帰れるとのことでした。**「ボク、立ち会います」と言う主人に、医師もちょっと驚いていましたね(笑い)。

手術は2013年10月でした。うっすら麻酔がかかっていたので意識はあるけれど、痛みは感じない状態でした。**術後も鼠径部の傷が少し痛いくらいで、本当に楽。帰る頃には、もう脚のボコボコはほぼ消えていたように記憶しています。**

ただ、術後3日間は締め付けの強い医療用弾性ストッキングを1日10時間以上着用しました。あれは脱着に力が必要で、大変なんです。着用時間を減らしながら1週間ぐらい着け続けたことが唯一の苦労でしたね。

おかげさまで、夜中に脚がつることもなくなりましたし、膝丈のスカートもはけるようになったので本当に手術してよかったと思っています。

つくづく「すごいな」と思ったのは、番組放送後、街で知らない人から「脚大丈夫なの？」と声をかけられることが多くなったことです。「テレビ見たわよ」「あたしもそうなの」とあちこちで言われるので、どれだけ病院を紹介したかわかりません。「こんなに悩んでいる人が多かったのか」と改めて知ったのと同時に、「下肢静脈瘤」の認知度を随分高められたので、少しはお役に立てたかなと思います（笑い）。

病院で手術を勧められるのは比較的症状が重い人で、注射と弾性ストッキングの併用で治る人もいれば、弾性ストッキングだけで治る人もいるようです。

野球のキャッチャーや茶道をしているなど「座る」機会が多い人はなりやすいらしく、遺伝も関係しているようです。痛みがないので放置しがちですけれど、いまは下肢静脈瘤の専門病院や血管クリニックがあるので、血管がボコボコしてきたら早期に受診することをお勧めします。

## 『日刊ゲンダイ』掲載号一覧（登場順）

●宮本亜門（演出家）…前立腺がん　２０１９年９月５日号
●笠井信輔（フリーアナウンサー）…びまん性大細胞型B細胞リンパ腫　２０２０年11月12日号
●仁支川峰子（歌手・女優）…甲状腺がん　２０１９年7月11日号
●村上弘明（俳優）…大腸がん　２０１９年４月４日号
●東ちづる（女優・一般社団法人Get in touch 理事長）…胃がん　２０２１年６月10日号
●立川談笑（落語家）…甲状腺乳頭がん　２０２１年７月29日号
●松崎悦子（歌手）…印環細胞がん　２０２０年３月５日号
●岡村孝子（歌手）…急性骨髄性白血病　２０１９年３月12日号
●東儀秀樹（雅楽師）…骨肉腫　２０１８年２月１日号
●石蔵文信（心療内科医）…前立腺がん・全身がん　２０２１年９月16日号
●桑野信義（トランペッター・タレント）…直腸がん　２０２１年８月12日号
●木口マリ（写真家・文筆家）…子宮頸がん　２０２０年４月９日号
●菅原進（歌手・ビリー・バンバン）…盲腸がん　２０１７年７月13日号
●田上明（元プロレスラー・ステーキ居酒屋「チャンプ」店主）…胃がん　２０２１年４月29日号
●小笠原早紀（声優）…舌がん　２０２１年２月４日号
●鈴木康友（元プロ野球選手・野球評論家）…骨髄異形成症候群　２０２０年１月23日号
●音々（歌手）…脳腫瘍　２０１９年７月25日号
●吉川精一（元ＮＨＫアナウンサー・演歌歌手）…前立腺がん　２０２１年６月３日号
●大橋未歩（フリーアナウンサー）…脳梗塞　２０１８年３月29日号
●ＤＪ ＫＯＯ（音楽クリエーター）…脳動脈瘤　２０１７年12月21日号
●国府弘子（ジャズピアニスト）…急性心筋梗塞　２０２０年１月９日号
●ミッキー吉野（キーボディスト・アレンジャー・ソングライター）…糖尿病・狭心症・脳梗塞　２０２１年９月２日号
●菅原孝（歌手・ビリー・バンバン）…脳出血　２０１７年５月18日号
●クロちゃん（芸人・安田大サーカス）…脳動脈瘤　２０１９年12月19日号
●濱中博久（アナウンサー・ナレーター）…急性心筋梗塞　２０２１年９月９日号
●せんだみつお（タレント）…不整脈　２０２１年１月

28日号

●ダースレイダー（ラッパー）…脳梗塞・糖尿病　2021年4月1日号

●平浩二（歌手）…くも膜下出血　2021年6月24日号

●根本要（ミュージシャン）…脳梗塞　2018年11月15日号

●ヤマザキモータース（芸人）…急性散在性脳脊髄炎　2020年9月17日号

●紺野ぶるま（芸人）…心房中隔欠損症・卵巣のう腫・突発性難聴　2020年8月13日号

●武田双雲（書道家）…胆のう炎・胆管炎　2019年1月17日号

●宮崎宣子（フリーアナウンサー）…顎関節症・自律神経失調症　2020年9月3日号

●南部虎弾（お笑いパフォーマー）…糖尿病・腎臓移植　2019年8月8日号

●ダイアモンド☆ユカイ（歌手・俳優）…無精子症　2017年8月24日号

●渡辺美奈代（タレント）…卵巣のう腫　2020年3月19日号

●矢部みほ（タレント）…子宮筋腫　2018年8月23日号

●モモコ（漫才コンビ ハイヒール）…帯状疱疹　2019年5月30日号

●粕谷哲（バリスタ）…1型糖尿病　2020年9月5日号

●野々村友紀子（放送作家）…ムズムズ脚症候群　2021年7月23日号

●生島ヒロシ（フリーアナウンサー）…緑内障　2018年4月5日号

●小林幸子（歌手）…白内障　2021年8月5日号

●モト冬樹（ギタリスト・俳優）…白内障　2020年2月6日号

●播戸竜二（元プロサッカー選手・サッカー解説者）…翼状片　2021年3月18日号

●秋川雅史（テノール歌手）…扁桃炎・扁桃肥大　2018年8月2日号

●野口健（登山家）…頸椎椎間板ヘルニア　2018年10月18日号

●大山加奈（元バレーボール日本代表）…椎間板ヘルニア・脊柱管狭窄症　2020年10月15日号

●谷隼人（俳優・タレント）…椎間板ヘルニア・座骨神経痛　2020年9月24日号

●松岡きっこ（女優）…下肢静脈瘤　2020年7月16日号

＊本書は2017年8月から2021年10月まで『日刊ゲンダイ』に掲載された連載コラム「愉快な病人たち」から一部を抜粋し、まとめたものです。刊行に当たって登場者の方々に再掲載の許諾を得たうえで、加筆・修正をお願いしました。

『日刊ゲンダイ』医療取材班

創刊以来、西洋医学はもとより、東洋医学、民間療法を問わず、幅広い医療の最先端情報をいち早くキャッチし、読者に提供しつづけている。また、第一線の医師、医療従事者を精力的に取材し、医療が抱える問題も取り上げてきた。「医療を受ける側」に立った良質の記事は多くの読者から支持を得ている。


---


愉快《ゆかい》な病人《びょうにん》たち

2021年11月30日　第1刷発行

著者　『日刊《にっかん》ゲンダイ』医療取材班《いりょうしゅざいはん》

発行者　寺田俊治

発行所　株式会社　日刊現代
東京都中央区新川1-3-17　新川三幸ビル
郵便番号　104-8007
電話　03-5244-9600

発売所　株式会社　講談社
東京都文京区音羽2-12-21
郵便番号　112-8001
電話　03-5395-3606

印刷所／製本所　中央精版印刷株式会社

本文データ制作　株式会社キャップス


---



ISBN978-4-06-525765-4